U0195783

# 现代外科临床治疗学

XIANDAI WAIKE LINCHUANG ZHILIAOXUE

主编 张 义 苗 挺 郭元鹏 郑 杰 郑达理

上海科学技术文献出版社
Shanghai Scientific and Technological Literature Press

图书在版编目（CIP）数据

现代外科临床治疗学 / 张义等主编 .-- 上海：上
海科学技术文献出版社,2022
　　ISBN 978-7-5439-8639-8

　　Ⅰ . ①现… 　Ⅱ . ①张… 　Ⅲ . ①外科 – 疾病 – 诊疗
Ⅳ . ① R6

　　中国版本图书馆CIP数据核字（2022）第151738号

组稿编辑：张　树
责任编辑：王　珺
封面设计：宗　宁

现代外科临床治疗学

XIANDAI WAIKE LINCHUANG ZHILIAOXUE

主　　编：张　义　苗　挺　郭元鹏　郑　杰　郑达理
出版发行：上海科学技术文献出版社
地　　址：上海市长乐路746号
邮政编码：200040
经　　销：全国新华书店
印　　刷：山东麦德森文化传媒有限公司
开　　本：710mm×1000mm 1/16
印　　张：12.25
字　　数：216千字
版　　次：2023年1月第1版　2023年1月第1次印刷
书　　号：ISBN 978-7-5439-8639-8
定　　价：128.00元

# 编委会

**主　编**

张　义　苗　挺　郭元鹏　郑　杰

郑达理

**副主编**

张蓬波　邸　金　邱　旭　何灵生

王青涛　张　燕

**编　委**（按姓氏笔画排序）

王青涛（湖北医药学院附属襄阳市第一人民医院）

邱　旭（新泰市第二人民医院）

何灵生（东莞市凤岗医院）

邸　金（山西省儿童医院/山西省妇幼保健院）

张　义（淄博市周村区人民医院）

张　燕（贵州中医药大学第二附属医院）

张蓬波（招远市人民医院）

苗　挺（枣庄市峄城区中医院）

郑　杰（五莲县人民医院）

郑达理（汶上县人民医院）

郭元鹏（巨野县北城医院）

郭志伟（武汉市第八医院）

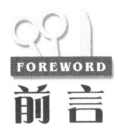

# FOREWORD
# 前言

外科是主要研究通过外科手术方法帮助患者解除病痛、获得健康的学科。随着现代医学的快速发展，关于外科学的新概念、新设备、新技术不断涌现。临床医师只有紧跟医学发展的步伐，不断学习、掌握外科疾病诊疗的新技术，才能提高临床诊疗水平，更好地为患者解决疾病的痛苦。鉴于此，我们特组织了具有丰富经验的专家、学者，参阅国内外最新的资料文献，编写了《现代外科临床治疗学》一书，希望为广大外科医师提供借鉴与帮助。

本书从临床实用的角度出发，首先简要论述了外科手术基础，然后对神经外科疾病、心外科疾病、泌尿外科疾病、肛肠外科疾病的病因、临床表现、辅助检查、诊断、鉴别诊断与治疗做了全面地阐述。本书内容丰富、简明扼要、条理清晰，不仅吸收了国内外外科基础和临床进展的最新成果，而且总结了编者丰富的临床经验，注重基础理论与临床实践相结合，集先进性、科学性和可操作性于一体，有助于临床医师对疾病迅速做出正确的诊断和恰当的处理，可供各级医院外科医师借鉴与参考，亦可作为高等医学院校科研、教学的参考用书。

在编写过程中，本书编者投入了大量的时间和精力，力求内容科学准确。但由于外科学发展日新月异，加之编者们编写时间紧张、编写经验有限，书中若存在疏漏或不足之处，恳望广大读者批评指正。

《现代外科临床治疗学》编委会

2022 年 6 月

CONTENTS

# 目 录

# 第一章

# 外科手术基础

## 第一节　外科手术基本技术

### 一、手术基本原则

手术是外科治疗的主要方式,它在去除病灶的同时不可避免地带来局部和全身的伤害,外科手术应遵循损害控制的基本法则。从手术操作层面应遵循以下基本原则。

(1)选择能充分显露手术野的最小切口和最短路径。

(2)使用精良器械和轻柔手法,按照解剖层次精细分离。

(3)有效及时止血,保持清晰无血的手术野,减少输血量。

(4)在根除病变的前提下尽可能保护周围健康组织,减少体内异物存留。

(5)采取合适的缝合材料和缝合方法,促进组织愈合,遗留最少的瘢痕。

(6)以简约规范的手术流程和娴熟快捷的操作技法,缩短手术时间,手术处理到位。

### 二、常用手术器械及用法

#### (一)手术刀

常规手术刀由刀片和刀柄两部分组成。刀片有圆、尖、弯等形状,并分为不同型号,大刀片适于大幅度切开,小刀片适于精细切割,尖刃刀片用于皮肤戳孔和细小管道的切开。刀片的安放应使用持针器。手术刀主要用于切割组织,刀柄可用于组织的钝性分离。

根据手术需要采用不同的执刀法。

## 1.执笔式

执刀方法如同握笔写字,主要靠手指的动作完成切割,动作轻巧精细,适用于精细及小的切口,如解剖血管、神经等。这是最常用的一种执刀方式。

## 2.执弓式

执刀方法如同拉琴弓,主要靠腕部用力,力量及动作幅度均较大,适用于较大切口的皮肤切开。

## 3.反挑式

执刀方法同执笔式,只是刀刃朝上,从下向上切割,可避免损伤深部组织,用于管道器官或脓肿的切开等。

## 4.抓持式

全手握持刀柄,主要靠肩关节活动,控刀比较稳定,用于切割范围大、组织坚厚的切开,如截肢等手术(图1-1)。

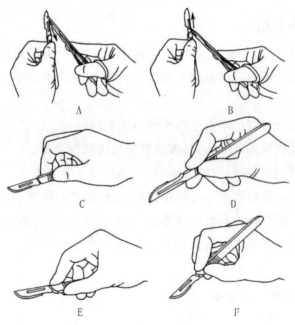

图 1-1　手术刀片的安装及执刀法
A.安刀片;B.取刀片;C.抓持式;D.执弓式;E.执笔式;F.反挑式

高频电刀:目前高频电刀使用广泛,工作原理是通过电极尖端产生的高频高压电流与机体接触时产生热效应,导致组织脱水、崩解、凝结,起到切割及止血作用。常用的高频电刀有单极电刀、双极电刀、氩气刀等。双极电刀用于精细部位操作。氩气刀适用于开放手术、腔镜手术、内镜手术。电刀的潜在风险是局部烧伤、副损伤、局部坏死等,使用时应注意:①事先检查电气元件有无故障;②手术室不能有易燃物质及氧气泄漏;③安放好患者身体上的负极板,使之最靠近手术部位,且保持负极板干燥;④电凝器的功率不应超过 250 W,不能用电凝功能进行一般组织切割,不能在积血中进行电凝;⑤切割或电凝时电刀不应接触止血点以外的组织,尽量减少组织烧伤;⑥随时清除电刀上的焦痂,使之有良好的导电性;⑦重要组织或器官附近慎用或禁用电刀。

超声刀对组织的热损伤小,广泛用于肝切除手术。激光刀能量密度高、方向性强,用于皮肤、血管的手术。

其他手术刀还有骨刀、截肢刀、取皮刀等。

**(二)手术剪**

手术剪种类繁多,大致分为组织剪和线剪两大类。组织剪尖端薄而钝,剪锋锐利,有弯直之分,用于剪开及分离组织。线剪尖端圆钝、刃厚而直,用于剪断缝线、剪开敷料及引流物等(图 1-2)。

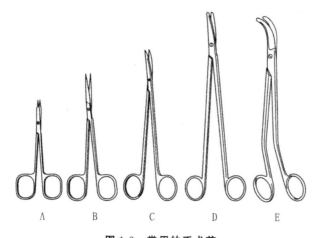

**图 1-2　常用的手术剪**

A.血管剪;B.外科剪;C.精细解剖剪;D.解剖剪;E.深部解剖剪

手术剪的执剪方式是将拇指和环指分别扣入剪刀柄的两环内,中指放在环指的剪刀柄的前方,示指压在轴节处起稳定和导向作用。剪割组织时一般用正剪法,为了增加稳定性还可用扶剪法(图 1-3)。使用时剪刀不能张开过大。

**(三)手术镊**

手术镊用于夹持和提起组织,协助另一器械的操作,如分离、剪开、缝合等。手术镊分为有齿、无齿 2 类,有齿镊用于夹持较坚韧的组织,对组织有一定的损伤作用。无齿镊用于夹持较脆弱的组织,对组织损伤较轻。正确的持镊方法是用拇指对示指、中指,拿住镊子中部(图1-4)。在分离及缝合皮肤时最好不用镊子直接夹持皮肤,用镊子的推挡作用有助于顺利缝合(图1-5)。

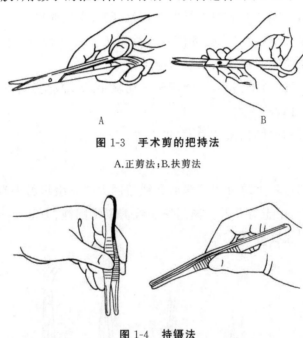

图 1-3　手术剪的把持法

A.正剪法;B.扶剪法

图 1-4　持镊法

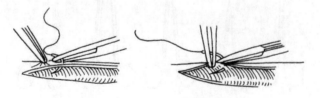

图 1-5　手术镊的使用方法

### (四)血管钳

血管钳又称止血钳,是术中用于止血和分离的主要器械,也可用于牵引缝线、拔出缝针或代镊使用,但普通血管钳不能用来夹持皮肤、脏器及脆弱组织。临床常见的止血钳有以下几种。①蚊式止血钳:可做微细组织分离或钳夹小血管,不宜用于大块组织的夹持;②直止血钳:用以夹持皮下及浅层组织出血,协助拔针等;③弯止血钳:用以夹持深部组织或内脏血管出血;④有齿止血钳:用以夹持较厚组织及易滑脱组织内的血管出血,如肠系膜、大网膜等,也可用于切除组织的夹持牵引。有齿止血钳对组织的损伤较大,不能用于一般的止血夹持(图1-6)。

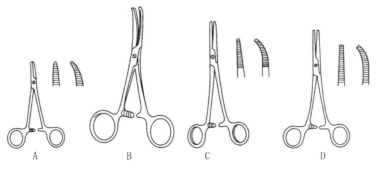

**图 1-6 各种血管钳**

A.弯血管钳；B.直血管钳；C.有齿血管钳；D.蚊氏血管钳

正确的执钳方法同手术剪，也可用掌握法。右手松钳时拇指与环指相对捏紧挤压即可松开，左手松钳时拇指及示指捏住一环柄、中指及环指顶挤另一环柄即可松开(图 1-7)。

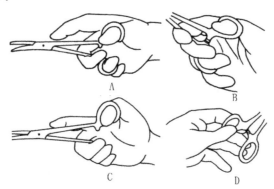

**图 1-7 血管钳执钳及松钳法**

A.一般执法；B.一般执法松钳法；C.掌握法；D.掌握法松钳法

**(五)持针器**

持针器用于夹持缝合针，有时也用于器械打结。缝合时持针器应夹持缝合针的中后 1/3(图 1-8)。持针器的握持方法有 3 种。①掌握法：各指均不在环柄中，满手握住持针器灵活方便，缝合时快速有力，便于皮肤、筋膜、肌肉的缝合；②指套法：与血管钳握持方法一样，这种方法运针稳健准确，对缝合组织的牵扯小，用于较精细的缝合，是最常用方法；③掌拇法：拇指套入钳环内，示指压在钳的前半部作支撑，其余三指握钳环，靠拇指上下活动开闭持针器(图 1-9)。

**(六)缝合针及缝线**

缝合针的针尖形状分为圆针和三角针，圆针对组织损伤小，可用于软组织、血管、神经、内脏的各种缝合。三角针针尖侧锋锐利,容易穿透组织,对组织的损伤大,用于缝合皮肤及坚韧的瘢痕等。直针适用于宽敞或浅部操作时的缝合,如皮肤或胃肠道的缝合,但目前已较少使用。目前临床上几乎所有的组织或器官均使用弯针进行缝合。针线一体的无损伤缝合针,其针线粗细相同,连为一体,对组织造成的损伤小,缝合时不必担心线针脱落,可节省手术时间。

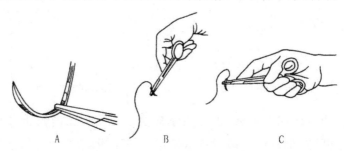

**图 1-8 持针器使用法**

A.夹持缝合针;B.掌拇法缝合;C.掌握法缝合

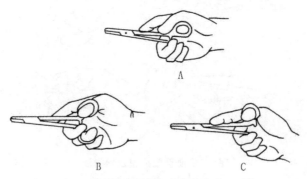

**图 1-9 持针器的握持方法**

A.掌握法;B.指套法;C.掌指法

缝线应基本具备:抗张强度大,柔韧性强,打结牢靠。平滑穿越组织,对组织损伤小。组织反应轻微,或组织愈合后能被吸收。目前缝线大致分为两类。①非吸收线:由蚕丝编织而成的丝线,以及人工合成的聚丙烯线、尼龙线、聚酯线;②可吸收线:天然肠线及人工合成的聚糖乳酸线、聚糖乙内酰酯线等。选择缝线最重要的是遵循促进伤口愈合的原则。

**(七)拉钩**

拉钩又称牵开器,有手动拉钩和固定牵开器两种,在手术中用于牵开组织,显露术野,便于手术操作。拉钩分为有齿和无齿2类,有齿拉钩不易滑脱,适于牵开紧密坚韧的组织。无齿拉钩对组织损伤小,术中大多数情况下使用无齿拉钩。拉钩一般由助手把握,根据手术需要随时调整方向、深浅和力量,需要助手和术者的协调配合。在不太需要频繁变换显露状况的情况下,使用相应的固定牵开器,省时省力,保持显露的稳定(图1-10)。

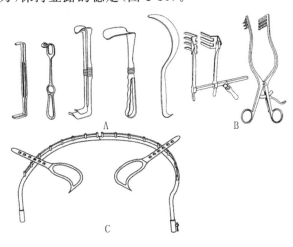

图1-10　常见拉钩

A.各种手动拉钩;B.自动拉钩;C.框架拉钩

### (八)巾钳

巾钳主要用于固定覆盖皮肤的敷布,也可用于牵引及临时固定组织。巾钳的握持方法同血管钳(图1-11)。

### (九)组织钳

组织钳又称爱立斯钳,用于夹持皮肤或较有韧性的脏器,对组织的损伤小(图1-12)。

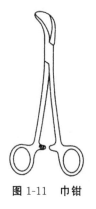

图1-11　巾钳

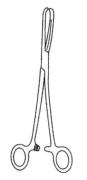

图1-12　组织钳

**（十）卵圆钳**

卵圆钳用于夹持纱布球进行皮肤消毒或提拉肠管等。

**三、外科手术基本操作**

外科手术从操作本身来说，都必须用刀、剪、钳、镊、针、线等必不可缺少的基本器械，来进行切开、止血、结扎、分离、暴露、缝合等基本操作，这些是外科医师必须掌握的基本技术。外科手术操作是技巧性很高的技术。良好的外科医师应具有鹰眼、狮心和女性的手。

**（一）切口**

理想的手术切口最基本的要求：①接近病变部位、显露充分、便于操作、根据术中需要延长及扩大切口方便；②不损伤重要的解剖结构，术后对功能恢复有利；③兼顾美观的要求；切口选择应根据病情需要决定，切口过大则组织损伤大，切口过小则可能影响显露。

**（二）切开**

切开是手术的第一步，根据手术的部位选择适当的手术刀及执刀方法。切开时最好是一刀完成，切口平齐，深浅合适，避免拉锯式。在手术操作过程中根据需灵活应用手术刀的各个部分，刀刃是最锋利最主要的部分，用于切开切断时。刀尖在挑刀、刺穿和锐性剥离时用，刀柄用作钝性剥离。

皮肤切开时应将皮肤绷紧，有单手法，双手指压法，双手掌压法（图 1-13），这样使皮肤切开容易，有利于控制切口的平直，控制切口的长度和深度，也便于止血。切开时刀片与皮肤垂直不偏斜，先垂直下刀，然后刀柄与皮肤呈 45°走行，再垂直出刀（图 1-14）。尽可能将皮肤和皮下组织在同一深度全层切开，使切缘整齐。皮肤切口的大小应以方便手术操作为原则。

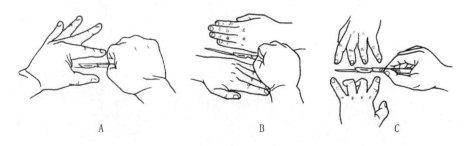

A                                    B                                    C

**图 1-13　皮肤切开时绷紧皮肤的方法**

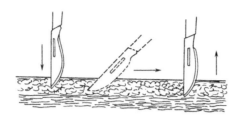

**图1-14　皮肤切开时的运刀**

筋膜和腱膜组织可直接用刀切开,也可先用刀切一个小口,然后用组织剪深入筋膜下进行分离后剪开,切开操作时应防止损伤深部组织器官(图1-15)。作胃、肠、胆管和输尿管等空腔切开时,需用纱布保护准备切开脏器或组织的四周,在拟作切口的两侧各缝一牵引线并保持张力,逐层切开。

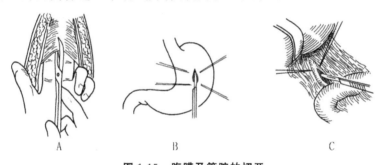

**图1-15　腹膜及管腔的切开**
A.腹膜的切开;B.胃的切开;C.胆管的切开

高频电刀具有良好的止血功能,可用于皮肤、神经、胆管等以外组织的切割和游离。要先用手术刀切开皮肤,擦去血液后用电刀切割,较大的小血管可先在预定要切割的两边组织电凝后再切断。

**(三)显露**

良好的显露是手术质量的前提,涉及患者体位、麻醉效果、照明、牵开器及手术切口的选择。合适的体位有助于深部手术野的良好显露,根据手术路径、病变部位、手术的性质选择合适体位。麻醉要求镇痛完善和良好的肌松。手术野的照明有利于显露,空间狭小的手术应选用头灯或冷光源照明。拉钩和自动牵开器要有效显露术野,拉钩的动作要轻柔,手心向上把持拉钩,根据手术进展及时调整位置。将附近组织或脏器牵开时,拉钩下方应垫湿盐水纱布。充分的显露使手术在直视下进行,能保证手术的安全。

### (四)分离

分离是显露和切除的基础,是外科手术技术的重要组成部分。手术中根据病灶及解剖特点选择分离方法,达到显露、游离、切除的目的。疏松组织间隙可用血管钳、纱布球、剥离器、手指等进行钝性分离,钝性分离损伤较大(图 1-16)。致密坚韧组织使用刀、剪进行锐性分离,锐性分离对组织损伤较小,需在直视下进行(图 1-17)。锐性分离时必须认清解剖关系,确定刀或剪所达到的组织层次,防止意外损伤。分离时辨别解剖结构极其重要,在组织间隙或疏松结缔组织层内进行钝性分离比较容易且损伤较小。分离范围以需要为度,避免不必要的分离。在手术中往往两种分离方法组合使用。使用电刀进行锐性分离同时有凝血作用,适用于易出血的软组织切割。

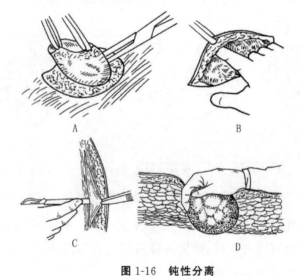

**图 1-16 钝性分离**

A.血管钳分离;B.手指分离;C.刀柄分离;D.手指钝性分离

### (五)结扎

结扎是手术最主要的基本功,熟练可靠的结扎可提高手术速度及保证手术安全。打结应在直视下进行,保证结扎的可靠。剪线残端要尽可能短,以不松脱为原则。皮下组织尽量少结扎,或钳夹后不结扎以减少异物反应。手术中常用和可靠的结扎方法有 3 种:方结、外科结、三重结。①方结:由两个相反方向的单结重叠而成,方结结扎可靠,是最常用的一种结扎方法,适用于较少的组织、较小的血管及各种缝合的结扎;②外科结:在做第一个结时结扎线绕两次以增加线间的摩擦力,再做第二个结时不易松脱,适用于结扎较大血管或有张力的缝合;

③三重结:在方结的基础上再重复第一个单结,使结扣更加牢固,三重结用于较大血管结扎或尼龙线等易松脱线的结扎;④滑结:类似方结,但在打结时拉线用力不均,一紧一松,此结操作快,但易松脱(图1-18)。

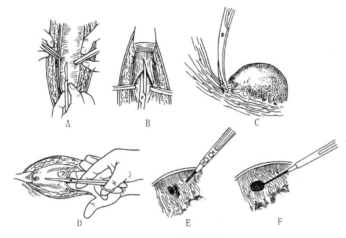

**图1-17　锐性分离**

A.手术刀分离;B.剪刀分离;C.辨认解剖结构;D.分离时保护组织结构;E.F.使用电刀分离

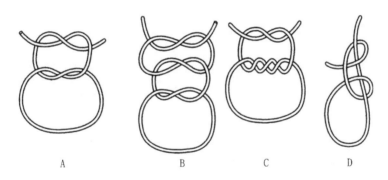

**图1-18　常见的几种结**

A.方结;B.三重结;C.外科结;D.滑结

打结法有3种:单手打结法、双手打结法、器械打结法。

单手打结法操作简便,速度快,是最常用的一种方法。左手捏住缝合线的一端,右手捏住另一端,双手配合打结。打结时两端线呈180°,手指在靠线结较近处用力拉紧,使结扎紧而牢固,不容易把组织撕脱,也不易断线(图1-19)。

双手打结法牢靠,主要用于深部或组织张力较大的结扎(图1-20)。

深部打结时的关键在右手示指的压线,要将线的一头缠绕在环指上,以中指固定,这样使夹线牢固,当示指向下压线时不易滑脱(图1-21)。

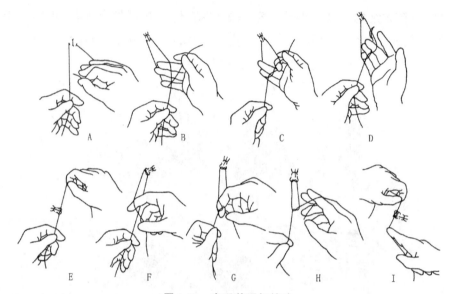

图 1-19 右手单手打结法

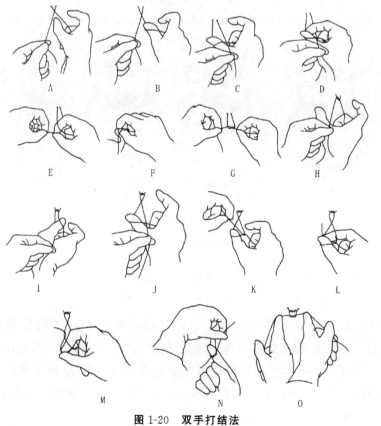

图 1-20 双手打结法

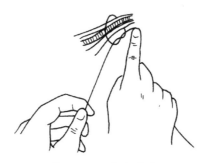

图 1-21　深部打结法

　　器械打结法用于浅部组织或精细结扎。用持针器或止血钳打结主要优点是节省线,节省护士递线操作,可以省人、省时间。缺点是缝合组织张力大时不易扎紧(图 1-22)。

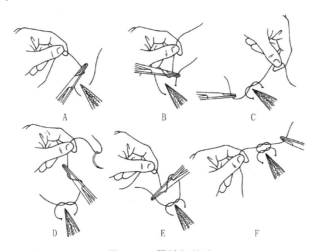

图 1-22　器械打结法

　　无论用何种方法打结,相邻 2 个单结的方向不能相同,否则成假结而松脱。打结时两手用力点和结扎点应成一条直线,如果三点形成夹角,则用力拉紧时易断线。打结时两手用力要均匀,否则易形成滑结。

### (六)止血

　　在外科手术中止血是重要的基本操作,完善的止血可防止血液丢失,使术野清晰,保证手术安全及有利切口愈合。

### 1.压迫止血法

　　压迫止血法是手术中最常用的止血方法,常用于皮肤、皮下组织及组织分离中创面的小血管出血或渗血的止血,可单纯用手指压迫或用纱布压迫。压迫止血时须有适当压力,压力不足则纱布形成引流不起止血作用。

创面渗血的可用干纱布压迫止血,也可用过氧化氢喷洒创面止血,温盐水纱布可较快控制创面渗血。

手术中发生的意外大出血最快捷有效的方法是紧急压迫止血,在可视范围内用手指捏住出血部位,起到临时止血作用,为进一步彻底止血创造有利条件。在出血部位看不清又无法手捏止血的情况下,可临时填塞纱布压迫止血,数小时或数天后酌情取出。在指压及纱布压迫无效的情况下,可用拳头压迫止血。紧急压迫止血是为临时措施,在出血得到初步控制情况下制订方案,充分显露寻找出血部位进行彻底止血。

2.钳夹止血法

钳夹止血法是最主要的止血方法,用于明显的小血管出血,止血准确、可靠。一般钳夹数分钟后可奏效,若无效可加做结扎或电凝止血。止血钳要看清、夹准,钳夹组织不宜过多,钳夹位置方便打结。

3.结扎止血法

结扎止血法包括单纯结扎法和缝合结扎法,用于明确的血管出血止血。结扎时用血管钳夹住出血点,将血管及周围少许组织一并结扎。对于单纯结扎有困难或粗大血管还应同时或单独进行缝合结扎。结扎重要手术脏器的供应动脉,可有效减少手术出血量,便于手术操作(图 1-23)。

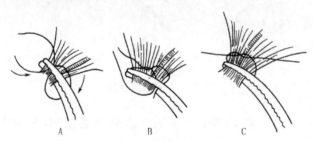

**图 1-23　结扎及缝扎止血法**

A.结扎止血;B.单纯缝扎止血;C."8"字缝扎止血

4.电凝止血法

用于切开及游离过程中细小血管的止血,具有止血可靠、术野清晰的特点。可先用血管钳将出血点夹住,电刀通过血管钳通电止血。也可直接用电刀接触出血点止血。在空腔脏器、大血管、神经和皮肤附近应慎用电凝止血,以免损伤重要组织结构。较大血管出血、创面深部的出血及凝血功能障碍者,电凝止血效果差。电凝止血包括普通电刀及双极电凝器。对于较大范围的创面渗血可使用氩气刀止血(图 1-24)。

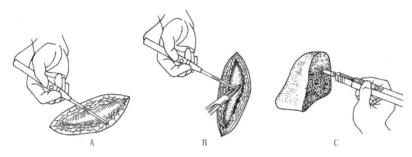

图 1-24　电凝止血法

A.直接电凝止血;B.间接电凝止血;C.氩气喷凝止血

5.药物止血法

主要用于广泛渗血的创面,有生物蛋白胶、明胶海绵等。

6.止血带止血法

用于四肢的手术,止血范围大,包括整个术野处于无血状态。无血术野无疑使手术更方便,但术野内组织处于缺血状态也带来风险,止血时间应严格掌握。首次止血时间不应超过90分钟,若手术需要继续,则需松开止血带5~10分钟使组织供血,然后再重新上止血带,但再次止血不应超过 60 分钟。使用充气式止血带时,先驱血后充气,但肢体感染、肿瘤等不驱血。根据肢体粗细选择合适压力。使用橡皮止血带时,应注意压力适中。

7.其他止血法

银夹止血法用于脑组织止血,骨蜡压迫止血法用于骨创面出血。

(七)缝合

缝合是促进组织修复的主要方法,缝合的根本目的是良好的愈合与吻合。缝合时既要保证组织足够的拉力,又要减少异物反应,故应该尽量少缝、少用粗线、少用连续缝合。缝合过紧将影响血运。良好的缝合应达到:①使组织对合,并保持足够的张力强度;②组织能顺利修复直至愈合;③缝合处愈合后不影响功能。

缝合的基本方法有间断缝合与连续缝合 2 类,每类又分单纯缝合、外翻缝合、内翻缝合。

1.间断缝合法

利用多根缝线闭合切口,每根缝线分别结扎。此种缝合牢固可靠,即使有的缝线断裂,其他缝线仍能维持组织的对合。单纯间断缝合法最常用,可用于各种组织的缝合,皮肤、皮下组织、筋膜、肌肉等一般用单纯缝合法。间断内翻缝合法常用于胃肠道的吻合。间断外翻缝合法常用于血管吻合、松弛皮肤的缝合、腹壁的减张缝合(图 1-25)。

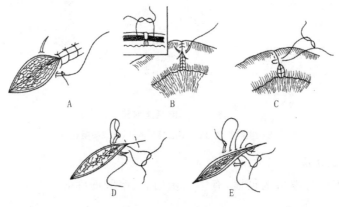

图 1-25　间断缝合法

2.连续缝合法

连续缝合法是用一根线做同一层次的全部缝合,缝线在其两端打结。连续缝合法具有组织对合严密、止血好、缝合快的特点,常用于腹膜、筋膜的关闭及消化道、血管的吻合及闭合。单纯连续缝合法用于血管、胃肠、胆管的吻合及闭合以及筋膜的缝合。褥式缝合法适用于皮下组织少的松弛皮肤及腹膜的缝合。"8"形缝合法常用于止血、关闭腹膜及某些组织容易撕开的缝合。减张缝合法用于张力较大的组织缝合。荷包缝合法是围绕管腔所作缝合,主要用于包埋阑尾残端、固定消化道或膀胱的造瘘管。皮内缝合法从切口的一端进针,然后交替地经过两侧切口边缘的皮内穿过,一直缝到切口的另一端穿出,然后抽紧,皮肤则能对合,此方法主要优点是切口瘢痕小(图 1-26)。

一般伤口缝合的层次是深筋膜、肌膜、腱膜、皮下组织和皮肤。缝合进针时应注意针体前部与组织垂直,靠腕部及前臂旋转力量进针,旋力是进针的技巧。出针时可用手术镊夹针的前部外拔,持针器从针后部前推,顺针弧度迅速拔出,当针要完全拔出时,可松开持针器,单用镊子夹持针前部将针继续外拔,用持针器再夹针的后 1/3 将针完全拔出。或由助手协助拔针。缝合时要注意认清组织,按层次缝合,组织对合良好。缝合方法选择恰当,不留无效腔。针距、边距适当。缝线选择合理,松紧合适,缝线与皮肤切口纵轴垂直。浅层缝合不能超越已缝合的深层,以免损伤深部组织(图 1-27)。

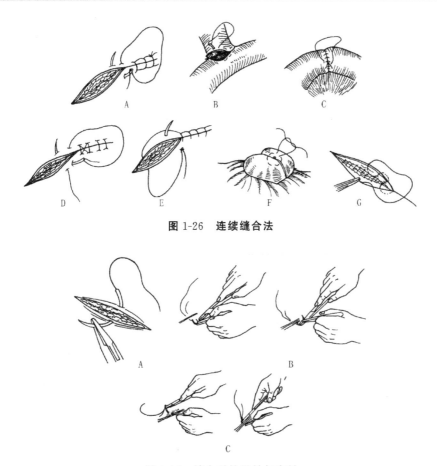

图 1-26 连续缝合法

图 1-27 缝合时的进针与出针

目前有各种类型的皮肤和内部组织缝合器用于外科缝合,其所用缝合材料主要是钛合金。缝合器具有组织对合整齐、组织反应轻微、节省手术时间等特点,用于消化管、皮肤及其他组织器官的缝合。

皮肤黏合剂使用最广泛的是纤维蛋白黏合剂,主要用于强化消化道吻合口,预防吻合口漏。用于封闭组织创面,控制创面渗血渗液,促进伤口愈合。氰基丙烯酸聚合物具有较好的强度,用于低张力创缘可替代缝线。使用黏合剂时伤口必须彻底清创和止血,创缘及附近皮肤必须干燥。

(八)剪线及拆线

手术中剪线必须在直视下进行,剪刀开口不要太大,剪刀钝头在下,以免损伤周围组织。线头长度应适当,剪线时将剪刀沿缝线下滑至线结,再侧翻转 15°~30°剪断,线头长度随翻转角度而异,皮下结扎止血应尽量剪短,以不剪断线结为度

（图 1-28）。血管结扎要留 0.2～0.3 cm，皮肤缝线应以 0.5 cm 为宜。

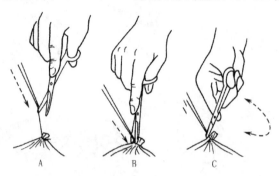

图 1-28　剪线法

　　皮肤切口拆线时间根据切口位置、切口性质、组织愈合情况等决定，一般头颈部术后 4～5 天拆线，躯干部术后 7 天左右拆线，四肢术后 10～14 天拆线。年老体弱者可适当延长拆线时间，切口感染时应随时拆除缝线。拆线时应遵守无菌原则，不能将暴露在皮外的线段拉进皮内。拆线时用镊子提起线结，使埋入皮内的线段部分露出，用剪刀贴皮肤将露出的皮下线段剪断，然后向切口中线方向抽出（图 1-29）。

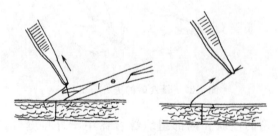

图 1-29　拆线法

（九）引流

　　外科引流是指将组织间或体腔内积聚的液体引流至体外的方法，引流的目的是有效地排除积聚物。因此，引流的基本原则是通畅、彻底、损伤小。影响通畅的因素包括引流切口的大小、引流口的位置、体位等，在做引流时必须考虑。较大或较深在的病灶有时存在分隔，使引流不彻底，引流时需注意切开分隔，并采用对口引流、多管引流、负压引流等方法，对不断出现的继发性坏死灶可多次引流。切开引流口时要避免损伤重要血管、神经、关节腔及脏器。应该认识到并不是所有手术都需要引流，引流可以预防感染，引流也可引起继发感染。

　　流气体则应放在高位。引流管不经过手术切口而另戳口引出，以保切口一期愈合。引流管应用丝线固定在皮肤上以防脱落。引流孔径应与引流管径粗细相当,防止漏液或引流管受压变形。引流管应剪侧孔以利引流。引流物不应直接放在吻合口或修补缝合处,以防使缝合或吻合处破裂。较硬的管状引流物不可放在大血管、神经或肠管旁,以防损伤组织。

引流物放置的时间应视引流的特征、引流液性质和量、有无异物存留和患者的全身情况而定。对于治疗性引流,当出血停止、感染控制、漏口愈合、积液清除即应拔除。对于预防性引流,术后出血或渗漏的主要危险已经解除后即应拔除引流物。若引流量很少或已无引流液,引流管可在放置后 24～48 小时拔出。若仍有一定的引流量根据需要引流管可放置更长时间。引流管放置时间越长,引流口越不易愈合。

常用的引流材料有纱布引流条、橡胶引流条、卷烟式引流条、橡胶引流管及特制引流管等,用于不同需要的引流病灶。引流期间要注意观察引流液体的性质及数量,判断引流效果及出现的问题并及时处理。要防止引流瓶或引流袋内的液体倒流入切口内。引流管内口的侧孔应置于创腔内而非引流管行经的正常组织内(图 1-30)。

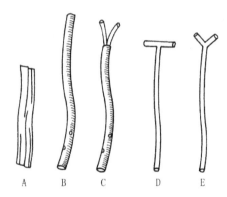

图 1-30　常见的引流物

A.乳胶片;B.橡胶引流管;C.双套管;D.T 形管;E.Y 形管

# 第二节　外科手术麻醉选择

普通外科手术在临床最常见,麻醉数量也最大。麻醉原则与其他手术一样,最重要的是保证患者安全、无痛和舒适,此外,还要提供良好的肌肉松弛,避免腹腔神经反射,保证最佳手术操作条件。

## 一、麻醉前评估

普通外科疾病种类多样、病情轻重不一,患者合并症也大相径庭。麻醉前需掌握所患外科疾病和并存内科疾病情况,对患者的全身状况和手术耐受能力作出准确评估,制定完善的麻醉方案。同时应根据病理生理改变及伴随疾病积极调整治疗,可增强麻醉、手术耐受能力,避免或减少围术期并发症,改善预后。

### (一)病史

病史包括饮酒、吸烟、喘息、过敏、家族史、手术史等。需了解并存疾病的用药方案及剂量。麻醉前是否继续用药根据病情、与麻醉药相互作用、药物半衰期而定。心血管系统常规用药应用至术前,但对凝血功能有影响的药物多需在术前减量或停药。较好的体能(能完成平均水平的运动,4~5个代谢当量,相当于步行4个街区或上2层楼)会增加心肺储备,降低围术期不良事件的发病率。既往围麻醉期特殊情况对于本次手术的麻醉处理具有重要参考意义,需详细了解。包括对麻醉药物的特殊反应、面罩通气困难及气管插管困难、围术期呼吸循环不稳定、进入ICU治疗及术后苏醒拔管延迟等情况。家族中其他人员的异常麻醉史也有参考意义,某些解剖异常、代谢异常及对药物异常反应等往往存在家族聚集的情况。

### (二)体格检查

体格检查应全面而有重点,特别注意意识状态、气道、心肺、生命体征、氧饱和度、身高和体重。认知能力与围麻醉期认知功能异常有一定关联。张口度,甲颏距离,有无缺齿、义齿及松动牙齿,颈部活动程度,气管是否有偏移,对围术期气道处理具有指导意义。心脏听诊心率和心律情况,是否有杂音,肺部听诊是否有哮鸣音、啰音、呼吸音减弱或异常。发绀、杵状指(趾)、下肢凹陷性水肿,可提示患者的心肺功能状况。心肺功能较差的患者麻醉风险性大大增加。注意脊柱有无畸形、压痛,皮肤有无感染,周围神经感觉及运动功能是否正常,如存在异常,则行椎管内麻醉有一定顾虑。

### (三)辅助检查

常规实验室检查包括:血常规检查,凝血功能检查,电解质检查,肝、肾功能检查等。物理检查包括心电图和胸部X线检查。对年龄较大或合并慢性疾病的患者应加做心脏超声、肺功能检查及血气分析等。对于异常结果应仔细分析,对其严重程度作出正确评价。必要时请相关科室协助诊治,以提高麻醉耐受力。

**(四)影响麻醉处理的重要因素**

1.冠状动脉疾病

严重程度不同,包括对围术期预后影响较小的轻度、稳定性疾病至可能引起致死并发症的严重疾病。评估基础为病史和既往检查(尤其是运动试验和造影检查),必要时需请相关科室协助诊治。

2.心力衰竭

增加围术期不良事件的发生。由收缩功能障碍、舒张功能障碍或二者共同障碍引起。体重增加、气短、乏力、端坐呼吸、夜间阵发性呼吸困难、夜间咳嗽、下肢水肿等是病情加重的表现,需引起重视。

3.起搏器和置入式心脏复律除颤器(ICD)

可受电磁干扰。带起搏器的患者术中使用电刀受到限制,单极电凝禁止使用,双极电凝可以使用。带 ICD 的患者需与制造商或心内科联系,必要时需对 ICD 装置进行重置。另外,此类患者术中使用某些带有磁性的仪器也需谨慎。

4.高血压

高血压的严重程度和持续时间与终末器官损害、发病率和病死率相关。高血压患者常伴有缺血性心脏病、心力衰竭、肾功能不全和脑血管病。目前推荐的标准是:如果患者有严重高血压[>24.0/14.7 kPa(180/110 mmHg)]择期手术应推迟,调整直至血压<24.0/14.7 kPa(180/110 mmHg)。

5.肺部疾病

可增加肺部围术期并发症(PPC)的发生率。PPC 的预测因子有老年、心衰、慢性阻塞性肺疾病(COPD)、吸烟和阻塞性睡眠呼吸暂停(OSA)等。改善阻塞性疾病的通气状况,治疗感染和心衰,积极的肺扩张策略(咳嗽、深呼吸、呼气末正压通气、持续正压通气等)可降低 PPC 的发病率。

6.阻塞性睡眠呼吸暂停(OSA)

OSA 患者患糖尿病、高血压、心房颤动、心动过速、心律失常、肺动脉高压、扩张型心肌病和冠状动脉疾病的概率更高。气道阻塞的发生率也更高,术前需仔细评估。

7.糖尿病

患者可能合并多器官功能障碍、肾功能不全、卒中和外周神经病变等,罹患心血管疾病也很常见。长期血糖控制不佳可增加并发症的发病率,增加手术风险。

### 8.过度肥胖

定义为身高体重指数(BMI)≥40。可伴有 OSA、糖尿病、高血压、肺动脉高压、气道阻塞、动脉血氧和降低等情况。可能需要特殊设备,如特制血压计袖带等。

### 9.贫血

是围术期不良事件发病率增加的标志。贫血原因不明时,应推迟择期手术。

### 10.高龄

年龄过大可增加手术和麻醉的风险,增加 PPC 的风险。

## 二、麻醉前准备

麻醉前准备包括患者准备和麻醉医师准备两个方面。

成人择期手术患者应在麻醉前 12 小时内禁食,4 小时内禁水。小儿代谢旺盛,体液丧失较快,禁食、饮时间应做相应调整。3 岁以上小儿禁食 8 小时(牛奶看作固体食物),禁水 3 小时;6 个月～3 岁的小儿禁食 6 小时,禁水 3 小时;小于 6 个月的小儿禁食 4 小时,禁水 2 小时,如果手术延迟,应补充饮水或静脉输液。

实施任何麻醉方式前均应对麻醉器械、监测仪器和药品进行仔细检查,核对麻醉器具并确认即时可用。麻醉药品和急救药品必须标示清晰准确。

对于病情危重的患者,应请示上级医师,必要时报危重报告备案。麻醉开始前应制定应急预案,并积极联系术后支持治疗。麻醉诱导期和苏醒期,患者情况变化较大,很多危急情况常出现在此期,对于危重患者,此期应保证有 2 名以上医师在场,以备抢救工作。

## 三、麻醉前用药

麻醉实施第一步是麻醉前用药,可以稳定患者情绪,缓解焦虑;减少气道分泌物,利于保持呼吸道通畅;提高痛阈,减少麻醉药用量及不良反应;还可避免不良神经反射,提高麻醉质量。

常用麻醉前用药有以下几类。

### (一)镇静安定药

该类药物使患者情绪稳定、记忆消失(顺行性遗忘),并可预防和治疗局麻药中毒。常用药物有地西泮 5～10 mg 口服;咪哒唑仑 0.04～0.08 mg/kg 肌内注射。

## (二)催眠药

该类药物使患者的紧张心理得到缓解。常用药物有苯巴比妥 0.1～0.2 g 肌内注射。

## (三)镇痛药

该类药物能增强麻醉效果,减少麻醉药用量。常用药物有吗啡 5～10 mg 皮下注射;哌替啶 1 mg/kg 肌内注射。老人、小儿慎用;心、肺功能不全的患者酌情减量或不用;新生儿及预计 6 小时内分娩的孕妇禁用。

## (四)抗胆碱药

减少分泌,保持呼吸道通畅,并能防止迷走神经反射亢进。常用药物:阿托品 0.01～0.02 mg/kg 肌内注射。心动过速、甲亢及发热的患者不适用,必需使用时可改用东莨菪碱 0.2～0.6 mg/kg 肌内注射。盐酸戊乙喹醚是新型抗胆碱药,最大特点是对 M 型胆碱受体具有高度选择,有效抑制腺体分泌同时对循环系统没有明显影响,可广泛用于各种患者的麻醉前用药。用法为 0.5 mg 麻醉前静脉注射。

## (五)$H_2$-组胺受体拮抗药

减少胃液分泌,降低胃液酸度,降低反流和误吸的发生率,一旦发生可减轻损害。同时,也降低应激性溃疡的发生率和严重程度。

麻醉前用药应根据病情及拟行麻醉方法确定用药的种类、剂量、给药时间及方式。全麻患者以镇静药和抗胆碱药为主,有剧痛者可加用镇痛药以缓解疼痛,并可增强全麻药的作用。椎管内麻醉以镇静药为主。合并高血压及冠状动脉疾病的患者镇静药剂量可适当增加,但心功能差及病情严重者应酌减,抗胆碱药以东莨菪碱或长托宁为宜。一般状况差、年老体弱、恶病质及甲状腺功能低下者,对催眠镇静药及镇痛药都较敏感,用量应减少;年轻体壮或甲亢患者,用量应酌情增加。休克患者麻醉前用药尽量采用静脉注射,剂量也相应减少,甚至不用。

麻醉前用药一般在麻醉前 30～60 分钟肌内注射或口服地西泮。紧张焦虑情绪较重者,可于术前晚口服催眠药或安定镇静药。随着新型强效麻醉药的问世,麻醉前用药的方式也进行了调整,很多单位采取了进入手术室后静脉使用麻醉前用药的给药方式。

## 四、麻醉中监测

随着医疗条件改善和技术进步,老年和危重患者逐渐增多,各类手术的范围也不断扩大,对麻醉处理提出了新的要求。麻醉期间监测技术的完善,可以及时发现病情变化,进行抢救和治疗,提高了麻醉和手术的安全性。

美国麻醉医师协会(ASA)规定的基本监测项目包括:心电图(ECG)、血压(BP),脉搏氧饱和度($SPO_2$),呼气末二氧化碳($P_{ET}CO_2$)和体温(T)。我国以心电图、无创血压(NIBP)和$SPO_2$作为基本监测项目,全身麻醉和气管插管患者还需监测($P_{ET}CO_2$)。小儿、老年患者以及危重患者及体外循环心内直视和肝移植手术还应监测体温。合并高血压、冠心病、休克、预计出血量较大等循环功能不稳定的情况,应同时监测有创动脉血压(IBP)、中心静脉压(CVP)和尿量。此外,特殊情况下还需使用 Swan-Ganz 漂浮导管监测肺毛细血管楔压(PCWP)及心排血量(CO),以便全面了解心血管系统功能,指导危重患者的治疗。

麻醉中监测可分为以下几个方面。

**(一)心血管系统监测**

**1.心率或脉搏**

心率或脉搏是最简单的心血管功能监测。脉搏的强弱在一定程度上与血压的高低成正比,可观察波形幅度或直接触诊脉搏强弱分析血压变化趋势。

**2.动脉压**

动脉压为必需的生命监测指标。常用无创监测方法,目前比较普及的是电子血压计监测。在可能出现循环剧烈变化的阶段(如麻醉诱导期和苏醒期)应缩短测量间隔,甚至短期内采用连续监测模式。袖带宽度不合适,手术操作者的体位干扰,高频电刀信号干扰和患者体动等因素可能影响到测量准确性。因此,在预计术中心血管功能不稳定者(如心血管手术、严重创伤)、有心血管系统合并症、预计术中需反复动脉采血(如存在呼吸系统合并症、严重电解质紊乱)的患者建议进行有创连续动脉压监测,以提高手术的安全性。常用监测部位有桡动脉、足背动脉、肱动脉、股动脉等。使用前应先进行艾伦(Allen)试验,并遵循先外周动脉后中心动脉,先非主力侧肢体,后主力侧肢体的原则选择监测部位。穿刺操作严格遵循无菌原则、减少操作损伤,尽量缩短留置导管的时间,同时肝素持续冲洗,以减少并发症发生。

**3.心电图**

术中心电图监测包括监测心律失常、心肌缺血的发生和变化趋势等。术中常采用改良的双极肢体导联,有 3 导联系统和 5 导联系统,其中标准 II 导联是最常采用的导联。5 导联系统可同时监测 II 导联和 $V_5$ 导联,心肌缺血监测阳性率达到 80%,常用于合并心脏疾病患者监测。手术室中使用的各种仪器(如高频电刀)等干扰,是术中心电图监测误差的主要原因,可使用接地线等方法减少干扰。

4.中心静脉压(CVP)监测

CVP 主要反映右心室前负荷,与血容量、静脉张力和右心功能有关。在大手术可能有大量体液丢失;潜在的低血容量;严重创伤、失血、需大量输液输血;脏器移植手术;合并严重心肺功能不全的患者,需进行此项监测。此外,中心静脉可为胃肠外营养提供途径,进行消化系统手术需行胃肠外营养的患者,也进行此项操作。常用部位有右颈内静脉、右锁骨下静脉等。

5.某些特殊患者需进行血流动力学监测

包括漂浮导管进行肺动脉压、肺毛细血管楔压、心排血量、混合静脉血氧饱和度等参数测定。对心排血量的监测除标准的 Swan-Gans 导管测定外,近年出现的经外周动脉心排血量测定(APCO,如通过传感器连接桡动脉),经食管超声心动图(TEE)测定等微创监测技术,与标准心排量测定相关性高,可行性好,有广泛的临床应用前景。

**(二)呼吸系统监测**

(1)呼吸功能监测:包括潮气量、分钟通气量、气道压力及峰值压、呼吸频率、吸呼比值、呼气末正压通气(PEEP)、氧浓度等项目。

(2)脉搏血氧饱和度($SpO_2$)监测:所有麻醉患者均应监测脉搏血氧饱和度。成人 $SpO_2$ 正常值$\geqslant 95\%$,$<90\%$为低氧血症。根据 $SpO_2$ 可粗略估计氧分压的对应值,如 $SpO_2$ 是 $95\%$,对应氧分压约为 $10.7\ kPa$($80\ mmHg$),$SpO_2$ 是 $90\%$,对应氧分压约为 $8.0\ kPa$($60\ mmHg$)。指甲油,肢体运动,末梢循环不良等可能造成干扰,使 $SpO_2$ 监测出现误差。

(3)呼气末二氧化碳分压($P_{ET}CO_2$)监测:正常值为 $4.7\sim 6.0\ kPa$($35\sim 45\ mmHg$),是肺通气,呼吸回路情况,全身循环情况及代谢状况的综合表现。目前是判定气管插管成功与否的金指标。包括波形监测和数值监测两个方面。呼吸环路中水蒸气是测量误差的主要来源。

(4)术中血气分析可评价肺功能、电解质及酸碱平衡状况,及动态监测血细胞比容(Hct)变化,利于保持患者内环境稳定,改善预后。

**(三)麻醉深度监测**

麻醉深度是指全麻药的控制作用与手术刺激反作用之间相平衡时所表现的中枢神经系统功能状态。理想的麻醉深度应保证患者术中无痛觉和意识活动,血流动力学稳定,术后苏醒完善且无回忆。目前临床使用较多的是脑电双频指数(BIS)和应用于吸入麻醉的肺泡最低有效浓度(MAC)。近年将物理概念熵引入临床,出现了熵指数这一新指标。

**1.脑电双频谱指数(BIS)**

建立在脑电图基础上,是目前临床主要应用的麻醉深度监测指标。BIS是一个统计数值,范围从 0(等电位脑电图)～100(完全清醒)。一般全身麻醉中比较适宜的数值是 40～60,BIS>80 认为患者很可能处于清醒状态;BIS<40 则认为麻醉较深。

**2.肺泡最低有效浓度(MAC)**

在吸入麻醉中应用,不同吸入麻醉药 MAC 是不同的,临床用以指导用药。

**3.熵指数**

采集脑电图及额肌肌电图信号进行熵计算,表达信息的不规则性。分为状态熵(SE)和反应熵(RE)。SE 主要反映大脑皮质状态,RE 还包括了肌电活动变化,反应快于 SE。SE 范围是(0～91),RE 范围是(0～100)。一般认为 RE、SE 值 40～60 浅麻醉状态,40 以下深麻醉状态,60 以上需使用麻醉药物才能进行手术。在全麻期间,如麻醉深度适中,RE 和 SE 是相等的,如不相等,可能是由于面肌肉活动过频,如浅麻醉状态。

**(四)体温监测**

体温分为中心体温及外周体温。中心体温恒定在 36.3～37.2 ℃,低于 36 ℃称围术期低体温。有效中心体温监测部位包括食管、肺动脉、鼻咽部和鼓膜。鼻咽温度和鼓膜温度可反映脑组织情况。直肠温度和膀胱温度与中心体温相关性良好,但反应滞后于中心体温。外周体温以皮肤温度为代表,因干扰因素较多,术中监测很少采用。体温监测的适应证有小儿、老年人、发热、休克、长时间大手术等。以上患者极易出现围术期低体温,进而出现寒战,在老年及合并循环系统疾病的患者将导致氧供氧耗严重失衡,使围术期心血管意外的发生率大为增加。因此进行体温监测并采取积极措施保持患者体温恒定具有重要临床意义。此外,体温监测对于恶性高热也很有意义。

**(五)其他监测**

其他监测包括凝血功能监测,肌松监测,尿量监测等。其中尿量监测可以反映肾脏功能。在无肾功能障碍时可根据尿量推测体内器官灌注、水平衡及血容量等情况。正常每小时尿量不少于 30 mL(0.5 mL/kg),24 小时尿量不少于

400 mL。

**五、常用麻醉方法**

麻醉方法与麻醉药物的选择需根据患者全身状况、重要脏器损害程度、手术部位和时间长短、麻醉设备条件以及麻醉医师技术的熟练程度做出综合考虑。可选择麻醉方法包括局部浸润麻醉、神经阻滞麻醉、椎管内麻醉、全身麻醉及联合应用2种或2种以上麻醉方法的联合麻醉方法。

**(一)局部浸润麻醉**

局部浸润麻醉适用于腹壁、疝、阑尾炎等简单手术。

**(二)神经阻滞麻醉**

神经阻滞麻醉包括颈丛神经阻滞麻醉、臂丛神经阻滞、下肢周围神经阻滞、肋间神经阻滞麻醉和椎旁神经阻滞等。颈丛神经阻滞麻醉可用于颈部包块、甲状腺、甲状旁腺等部位的手术,但当病变复杂或并存其他疾病时,常为全身麻醉所代替。肋间神经阻滞、椎旁神经阻滞等麻醉方法在现代临床麻醉中使用较少,一般可用于胸壁、乳腺等部位较小的手术。

**(三)椎管内麻醉**

椎管内麻醉包括蛛网膜下腔阻滞麻醉、硬膜外麻醉和脊硬联合阻滞麻醉。蛛网膜下腔阻滞麻醉适用于2~3小时内的下腹部、盆腔等手术。硬膜外麻醉有单次硬膜外麻醉和连续硬膜外麻醉2种,其中连续硬膜外麻醉是临床上较普遍应用的麻醉方法之一。连续硬膜外麻醉可选择不同穿刺点以阻滞相应节段,满足手术操作要求,可留置硬膜外导管满足手术时间要求,与蛛网膜下腔阻滞麻醉相比有很大优势,但有时会出现阻滞不全现象给手术造成困扰。脊硬联合阻滞麻醉,同样适用于下腹部、盆腔等手术,综合了蛛网膜下腔阻滞麻醉和连续硬膜外麻醉的优点,起效快,麻醉效果确实,肌肉松弛良好,且不受手术时间限制,目前应用比较广泛。对上腹部手术,高平面蛛网膜下腔阻滞对患者生理干扰较大,高位硬膜外阻滞则难以完全阻断自主神经的脊髓上行通路,内脏牵拉反射不能完全被抑制,且常限制呼吸肌运动,不利于通气。尤其一旦出现低血压,易使冠状动脉灌注不足,诱发心绞痛。因此,上腹部手术多采用全身麻醉。此外,当存在患者不配合、穿刺部位感染、病变、凝血功能障碍和颅内高压等椎管内麻醉禁忌情况时,全身麻醉则是最适宜和安全的麻醉方法。

**(四)全身麻醉**

在技术和设备条件充分满足的情况下,麻醉效果满意率和可控性都优于硬膜外麻醉。全身麻醉可充分供氧,保证通气,改善冠脉血氧状况及维持呼吸功能,有利于术中呼吸、循环管理,既保证患者安全,又使手术操作顺利。在病情复杂、侵袭范围大或长时间手术时安全性很高,是目前普通外科手术,尤其是中上腹部手术最常采用的麻醉方式。

# 第三节　外科手术切口愈合

外科手术切口或创伤愈合是指手术切口或外伤过程造成组织缺损后,局部组织通过增生或再生方式来进行修补的一系列病理生理过程。本质上它是生物在长期进化过程中所获得的一种保护与更新方式的具体表现。从内容上来讲,愈合强调组织修复(愈合)发生时自身的病理生理过程,而修复的含义则更广些,还包括许多在处理创面过程中的人工技巧等,如对缺损创面采用手术方式修补的方式方法等。尽管不同组织接受手术或遭受分作后都有各自的修复特征与规律,但皮肤组织切开或创伤后的修复过程与规律则最具代表性,是目前人们研究最多的一类组织修复形式。

## 一、对切口创伤修复现代认识

手术切口或创伤后组织修复过程从凝血开始,由许多细胞相互协作共同参与完成。最初,血小板、中性粒细胞和巨噬细胞大量进入切口和创伤区,以清除受损组织和污染的微生物,其中血小板和巨噬细胞还分泌一些与成纤维细胞和内皮细胞有关的生长因子,接着成纤维细胞和内皮细胞逐渐取代受损基质。同时,上皮细胞也从创缘向内生长,直至覆着伤口。因此,切口和创伤修复的快慢取决于上述细胞进入伤口并在此增生的速度,而细胞的进入和增生又依赖于趋化因子和生长因子的参与。

趋化因子通常是肽类、蛋白质和蛋白质片段。它可引起细胞向一定方向移动,如从低浓度向高浓度方向移动。细胞对趋化因子的反应取决于其拥有的相应生长因子的受体数目。不同细胞对不同的趋化因子有不同的反应。

生长因子也是蛋白质和肽类,它们单独或几种生长因子协同作用,诱导细胞 DNA 的合成和分裂。目前已有许多生长因子被人们所认识。如血小板源性生长因子(PDGF)、酸性或碱性成纤维细胞生长因子(FGFs)、表皮细胞生长因子、转化生长因子、TGF-α、TGF-β、胰岛素样生长因子等。在低尝试条件下,细胞对生长因子的反应也取决于细胞上是否存在相应受体,如 PDGF 只对成纤维细胞起作用,而 FGFs 对成纤维细胞和内皮细胞均有作用。需要指出的是,某些生长因子也有趋化作用,这种双重作用对创伤愈合具有特别的意义。因此,有时也将它们称为分裂趋化因子。在切口和愈合早期的细胞间作用就需要这种双重作用的因子,而在后期,如 DNA 合成时,就不再需要趋化作用的存在了。

趋化因子产生于凝血过程,聚集的血小板是其主要来源。因此,有些能减少循环血小板数量的细胞毒性药物,同时也会影响到切口和创伤愈合,如抗巨噬细胞抗体。另外,巨噬细胞、成纤维细胞和内皮细胞本身也会产生一些趋化因子和分裂因子。

在手术切口或创伤部位加入某些组织内提取的物质来促进其愈合已有相当长的历史。特别是近几年来,随着人们对生长因子研究的深入,已有许多利用生长因子促进创面愈合的报道。由于局部加入生长因子后其有效浓度难以维持,往往需要给予大剂量的生长因子。为了解决这一难题,目前可以采用转基因方法解决这一问题。至今未见大剂量应用生长因子后产生全身毒副反应和某些局部不良反应的报道。虽然生长因子水平的升高是增生性瘢痕形成的原因之一,但未见有注射了生长因子后形成增生性瘢痕的报告。

手术切口或创伤后,瘢痕张力大小取决于胶原的合成和沉积。而后者与成纤维细胞数量有关,还与切口氧张力、维生素水平和营养状况有关。而生长因子通过增强细胞分裂来促进胶原的合成。大多数生长因子同时还促进胶原酶的产生,从而使胶原降解加强。相反,TGF-β 虽然也促进胶原合成,但它同时又抵制胶原降解。因此,人们认为 TGF-β 虽然也促进胶原合成,但它同时又抑制胶原降解。因此,人们认为 TGF-β 可能与某些纤维化疾病的发生有关。

**二、切口或创伤愈合病理生理过程**

现代高新生物技术的发展已从细胞、分子甚至基因水平揭示了创伤修复的许多奥秘,但传统上人们在描述组织修复的病理生理过程时仍局限在病理学领域。尽管在切口和创面愈合的分期上不同学者有不同的区分方法,但一般来讲比较公认的分期法仍习惯将切口和创伤愈合的基本病理生理过程大致分成创伤后早期炎症反应、肉芽组织增生和瘢痕形成 3 个阶段,当然它们之间并无截然的分界线,既相互联系,又各具特征。

**(一)炎症反应期**

手术切口或创伤后的炎症反应期从时间上来讲主要发生于伤后即刻至

48 小时。在此期间,组织变化的特征是炎症反应,受创组织出现水肿、变性、坏死、溶解以及清除等。最新的研究表明,炎症反应期的本质与核心是生长因子的调控及其结果。组织受伤后,出血与凝血等过程可释放出包括 PDGF、FGF 以及 TGF 等在内的多种生长因子,这些生长因子在炎症反应期可以发挥如下作用:①聚集的白细胞能吞噬和清除异物与细胞碎片;②局部渗出物能稀释存在于局部的毒素与刺激物;③血浆中的抗体能特异性中和毒素;④渗出的纤维蛋白凝固后形成局部屏障;⑤激活的巨噬细胞等不仅释放多种生长因子,能进一步调控炎症反应,同时也影响后期肉芽组织中胶原的形成。这一阶段的变化是为后期的修复打下基础。

### (二)肉芽组织增生期

肉芽组织增生期约在手术切开或伤后第 3 天,随着炎症反应的消退和组织修复细胞的逐渐增生,创面出现以肉芽组织增生和表皮细胞增生移行为主的病理生理过程。此时组织形态学的特征为毛细血管胚芽形成和成纤维细胞增生,并产生大量的细胞外基质。通常,增生的成纤维细胞可以来自受创部位,即"就地"增生,也可以通过炎症反应的趋化,来自创面邻近组织。而新生的毛细血管则主要以"发芽"方式形成。首先,多种生长因子作用于创面底部或邻近处于"休眠"状态的血管内皮细胞(特别是静脉的血管内皮细胞),使其"活化"并生成毛细血管胚芽,在形成毛细血管胚芽后呈襻状长入创区,最后相互联接形成毛细血管网。细胞外基质主要由透明质酸、硫酸软骨素、胶原以及酸性黏多糖等组成,其主要成分来自成纤维细胞。肉芽组织形成的意义在于填充切口创面缺损,保护创面防止细菌感染,减少出血,机化血块坏死组织和其他异物,为新生上皮提供养料,为再上皮化创造进一步的条件。

### (三)瘢痕形成期

切口和瘢痕的形成是软组织创伤修复的最终结局之一。对创面缺损少、对合整齐、无感染的创面(清洁的手术切口),伤后 2~3 周即可完成修复(愈合),此时的瘢痕如划线样,不明显,对功能无影响。而对缺损大、对合不整齐或伴有感染的创面,常需要 4~5 周时间才能形成瘢痕,且瘢痕形成较广,有碍观瞻,甚至对功能产生影响。瘢痕的形态学特征为大量的成纤维细胞与胶原纤维的沉积,其生化与分子生物学特征为成纤维细胞产生胶原代谢异常所致。有研究表明,异常瘢痕成纤维细胞中的 I、III 型胶原前体 mRNA 之比高达 22:1,而正常皮肤仅为 5:1,表明 I 型胶原前体 mRNA 转录选择性增强,而这种基因学的改变又与局部创面生长因子（TGF、TNF）、局部免疫（IgG、IgA、IgM）改变有关。瘢痕的形成与消退常取决于胶原纤维合成与分解代谢之间的平衡。在切口和创面愈合初期或纤维增生期，由于合成作用占优势，局部的胶原纤维会不断增加。当合成与分解代谢平衡时，则瘢痕大小无变化。当胶原酶对胶原的分解与吸收占优势时，瘢痕会逐渐变软、缩小，其时间视瘢痕的大小而异，通常需数月之久。

### 三、切口和创伤愈合基本类型

切口和创伤愈合的基本类型取决于创伤本身以及治疗方法等多种因素。过去 Galen（129－199 B.C）。主要将其分成一期愈合与二期愈合 2 类。但现代医学的发展，又出现了一些更细的分类法。以皮肤切开和创伤愈合为例，其修复的基本类型有一期愈合、二期愈合以及痂下愈合 3 类。

#### （一）一期愈合

一期愈合是最简单的伤口愈合类型，也是组织的直接结合所致。这类愈合主要发生于组织缺损少、创缘整齐、无感染，经过缝合或黏合的手术切口。其基本过程是，在组织损伤后，血液在创面形成血凝块，使断端两侧连接，并有保护创面作用。伤后早期（24 小时以内），创面的变化主要是炎症反应，渗出以及血凝块的溶解等。之后，创面浸润的巨噬细胞能清除创面残留的纤维蛋白、红细胞和细胞碎片。从伤后第 3 天开始，可见毛细血管以 2 mm/d 的速度从伤口边缘和底部长入，形成新的血循环。同时，邻近的成纤维细胞增生并移行进入伤口，产生基质和胶原。伤后 1 周，胶原纤维可跨过伤口，将伤口连接。之后伤口内的胶原继续增加并进行改造，使伤口张力增加。过去曾长期认为，此类愈合是两侧新生的表皮细胞、毛细血管内皮细胞和结缔组织在短时间内越过（长过）伤口所致，无肉芽组织形成。近来的研究表明，这一过程同样也有肉芽组织参与，其过程与其他软组织损伤修复类似，只是由于创缘损伤轻，炎症反应弱，所产生的肉芽组织量少，在修复后仅留一条线状瘢痕而已。

#### （二）二期愈合

二期愈合又称间接愈合，它指切口边缘分离、创面未能严密对合的开放性伤口所经历的愈合过程。人们一般认为，由于创面缺损较大，且常伴有感染，因而愈合过程通常先由肉芽组织填充创面，继而再由新生的表皮将创面覆盖，从而完成修复过程。这种理论把创面肉芽填充与再上皮化过程看成是同步进行的。但也有学者的观点认为此类创面的修复首先为表皮细胞的再生，继之再刺激肉芽组织的形成，最终使创面得以修复，这种理论即所谓的"两步"法。尽管目前人们对二期愈合中创面再上皮化与肉芽组织生成的先后顺序存在争议,但对肉芽组织中新生血管的形成却有相对一致的看法。这一过程首先来自多种生长因子(TGF\FGF)刺激创面底部或创缘"休眠"的血管内皮细胞,使之激活,再通过"发芽"方式产生的新毛细血管胚芽,经相互沟通而形成新生肉芽组织中的毛细血管网。与一期愈合相比,二期愈合的特点是:由于创面缺损较大,且坏死组织较多,通常伴有感染,因而上皮开始再生的时间推迟;由于创面大,肉芽组织多,因而形成的瘢痕较大,常给外观带来一定影响;由于伤口大、感染等因素的影响,常导致愈合时间较长,通常需要 4~5 周。

### (三)痂下愈合

痂下愈合是一种在特殊条件下的伤口修复愈合方式。主要指伤口表面由渗出液、血液及坏死脱落的物质干燥后形成一层黑褐色硬痂下所进行的二期愈合方式。如小面积深二度烧伤创面的愈合过程便属此类。其愈合过程首先也是创缘的表皮基底细胞增生,在痂下生长的同时向创面中心移行,同时创面肉芽组织也发生增生。痂下愈合的速度较无痂皮创面愈合慢,时间长。硬痂的形成一方面有保护创面的作用,同时也阻碍创面渗出液的流出,易诱发感染,延迟愈合。因而临床上常需采用"切痂"或"削痂"手术,以暴露创面,利于修复。

### 四、影响切口或创伤愈合因素

影响切口或创伤愈合的因素众多,主要有全身与局部因素两方面。

### (一)全身因素

患者营养缺乏,严重贫血,年老或患有全身性疾病,如糖尿病、动脉粥样硬化等,不仅延缓愈合过程,而且某些疾病还会成为局部慢性难愈合创面形成的真正谢罪,如糖尿病诱发的溃疡。过去有关药物对修复抑制效应的研究以类固醇类为主,这类药物主要通过抑制炎症反应和促进蛋白质分解来抑制修复过程。近来,随肿瘤治疗的进展,高剂量射线照射和一些抗肿瘤药物如阿霉素类应用后对修复的影响也已引起人们高度的重视。据研究,阿霉素类药物抑制修复是通过影响组织修复细胞周期来实现的。从预防角度来讲,人们推荐以手术后 2 周放射治疗(以下简称放疗)为佳。而对于由放疗或化学治疗(以下简称化疗)造成的溃疡,有报告外源性应用生长因子类制剂有很好的促修复作用。此外,创伤后神经内分泌失调和免疫功能紊乱对修复的不利影响也是人们关注的重点。

1.年龄因素

衰老是影响创伤愈合的主要全身因素。老年人由于各种组织细胞本身的再生能力减弱,加之血管老化导致血供减少,因而创伤后修复显著延迟。儿童和青年人代谢旺盛,组织再生力强,伤口愈合上皮再生时间均比老年人短。

2.低血容量休克或严重贫血

严重创伤后低血容量休克或容量复苏不完全的伤员,为保证心脑等生命器官功能,机体首先代偿性减少皮肤和软组织的血液供应。严重贫血的伤员,氧供不能满足组织代谢旺盛的要求,这些因素都影响创伤愈合。容量复苏充分与否,可通过皮温、皮肤颜色、血压、脉率和尿量加以判定。贫血患者可以补充新鲜血液和吸氧。低血容量和贫血患者全身抵抗力较低,术后易于发生局部或全身感染,应予警惕。水、钠补充要适量,过量则容易造成血液稀释,影响创伤愈合。

3.全身疾病

糖尿病:糖尿病患者易发生创伤感染。当血糖$>200$ mg/dL 时,白细胞吞噬细菌的功能受到抑制,在创伤愈合过程中必须控制糖尿病患者的血糖水平。

动脉粥样硬化:动脉粥样硬化影响创面的供血不全和对局部感染的抵抗能力。

细胞毒性药物和放疗:多数细胞毒性药物能抑制纤维母细胞生长、分化和胶原合成,从理论上讲有延迟伤口愈合的作用,但在临床实践上未能得到充分证实。放疗亦干扰成纤维细胞的生长和分化。任何种类的照射(包括 $\gamma$ 射线、X 线、$\alpha$ 及 $\beta$ 射线、电子束等)一方面能直接造成难愈合的皮肤溃疡,另一方面也能妨碍其他原因引起创面的愈合过程。其机制在于射线损伤小血管,抑制成纤维细胞增生和胶原蛋白的合成与分泌等。由于高剂量照射能显著延迟愈合伤口抗张力强度的增加,因此人们推荐以术后 2 周放疗比较安全。

非甾体抗炎药物:炎症是创伤愈合的先导,没有炎症就不会有纤维组织增生和血管生成。抗炎药物是临床应用得最普遍的一种抗炎药物,有明显的抑制创伤愈合的作用。其主要机制是抑制炎症过程和促进蛋白质分解。临床证明,术前或术中使用类固醇的病例,其并发症明显增高,全身使用维生素 A 可拮抗非甾体抗炎药对炎症的抑制效应。近来也有研究表明,掌握好创伤后非甾体抗炎药的应用时间与用量,对创伤修复有时也有促进作用。其他抗炎药物对创伤愈合影响较小,但超过药理剂量的阿司匹林有延缓创伤愈合的作用。

神经内分泌和免疫反应:任何致伤因子作用于机体只要达到足够的时间和强度均可激起全身非特异性反应,产生一系列神经内分泌和免疫功能的改变,如糖皮质激素的增加,导致那些依赖胰岛素的组织(骨骼肌)糖利用障碍,蛋白质分解增强;交感神经兴奋能明显抑制全身免疫反应。非致伤因子如社会因素,职业的不稳定和精神情绪焦虑,通过对神经内分泌免疫功能的影响而间接影响正常的创伤愈合过程。

**(二)局部因素**

**1.切口内异物**

在影响创伤愈合的局部因素中,首当其冲的是切口创面或伤道内异物存留对修复的影响。通常较大的异物肉眼可以看见或通过 X 线透视可以发现,但毫米级以下的异物则肉眼很难发现。异物对创面愈合的影响主要来自以下方面:①异物本身带有大量细菌,容易引起局部创面感染;②有些异物,如火药微粒、磷粒、铅粒等,本身具有一定的组织毒性,可对周围组织造成直接损伤;③异物刺激周围组织,加重急性炎症期的反应过程。因此,对外伤造成的创面,清创时应将异物尽量摘除。深部组织内的异物,如果不影响生理功能,也不必勉强摘取,以免造成较大的组织损伤。紧邻神经、血管外侧的锐性异物一般均应及时摘除。游离的较大骨碎片亦应摘除。手术时,结扎线和缝合线也都是异物,保留得越短、越少则越好,以减轻局部炎症反应。

**2.切口内坏死、失活组织和凝血块**

高速投射物伤或大面积组织挫伤的切口内都积存有大量凝血块、坏死组织碎片,切口周围也有较大范围的组织挫伤区。特别在高速投射物致伤时,大量能量传递给组织,故伤道周围的组织在反复脉动和震荡后更易造成小血管堵塞,微循环障碍。在人体的防御功能达不到的地方,坏死组织也无法被清除掉。外科处理时可通过组织的颜色、紧张度、收缩性和毛细血管出血来判定是否为失活组织,凡是失活组织在清创时均应尽可能切除。同时,清除切口内的失活组织、凝血块也是预防伤口感染等的必要措施。

**3.局部感染**

对切口修复过程不会产生重大的影响。当切口发生感染时,切口内微生物在生命活动过程中和在破坏时分泌出来的外毒素,如金黄色葡萄球菌 α 毒素不仅引起红细胞及血小板的破坏,而且还促使小血管平滑肌收缩、痉挛,导致毛细血管血汉阻滞和局部组织缺血坏死。葡萄球菌的杀白细胞素通过作用于靶细胞膜上的溶细胞效应,使之溶解死亡并丧失吞噬细菌的能力。同时巨噬细胞破坏后,处理抗原及传递抗原信息的能力受到极大限制,故在葡萄球菌感染中,常不能建立有效的特异性免疫。同时能产生杀白细胞素的菌株具有抗吞噬能力,并在吞噬细胞中增殖,以致造成易感部位的反复感染。

近年来发现从人体内分离出来的大肠埃希菌的部分纯化制品,能溶解红细胞,导致细胞内铁离子的释放。铁离子一方面能助长大肠埃希菌的生长而加重感染程度,另一方面在体外对人类白细胞及成纤维细胞也具有细胞毒作用,进一步使组织修复延缓。

绿脓杆菌对组织修复的影响与菌体外分泌的代谢产物有关。绿脓杆菌外毒素 A 不仅对巨噬细胞吞噬功能有明显的抑制作用(细胞毒作用),也使易感细胞蛋白质合成受阻。绿脓杆菌分泌的溶解弹性蛋白层发生溶解而导致坏死性血管炎。临床分离的菌株,约 85% 出现弹性蛋白酶和蛋白酶阳性,动物肌内注射后可引起皮肤溶解和出血性坏死,滴入角膜可引起角膜溃疡和穿孔。

切口感染后大量细菌外毒素、内毒素和蛋白水解酶的综合作用,并通过它们的细胞毒作用引起细胞因子的生物学效应及自由基损伤,造成组织消肿、出血、脓性分泌物数量增多,蛋白质由创面大量丧失和电解质急剧增加,化脓性伤口的肉芽组织中蛋白质大量水解,细菌大量侵入周围组织,使肉芽组织生长缓慢或因肉芽的过度增生严重影响上皮形成,影响了切口修复的速度。

4.血肿和无效腔

血肿和无效腔都有增加感染的趋势,将直接或间接影响切伤愈合。无污染的手术切口,在关闭切口时应彻底止血,分层缝合不留无效腔。对有污染的伤口,清创时应尽可能少用结扎的方法止血,电灼或压迫止血应列为首选。关闭切口时应放置引流条,视情况在伤后 48～72 小时取出。

5.局部血液供应障碍

切口周围局部缺血既有全身性原因也有局部因素。局部因素中既有血管本身因素的影响,也有血管外组织出血消肿压迫血管壁造成的缺血。在致伤因子作用上,局部出现不同程度的细胞和组织损伤,启动了炎症过程,微动脉出现一过性的挛缩,时间约数秒至数分钟不等,紧接着出现血流动力学和流变学改变的3 个时相:高流动相→低流动相→血流淤滞相。如果损伤因子过于强烈或持久,则低流动相延长,血浆外渗增多,血液黏度增加,血流淤滞。另外,白细胞自血管游出,在损伤区大量聚集,吞噬坏死组织和异物,氧耗量显著增加,代谢活动增强,这样,在损伤区可导致血液供应的相对不足。切口周围组织内出血、水肿、张力增加,压迫血管,也是伤口周围组织缺血的另一主要原因。创伤修复必须要有充分的血流,一方面是向创伤区提供充足的氧和必要的营养物质,另一方面要将局部产生的毒性产物、代谢废物、细菌和异物运出损伤区。

另外,切口缝合(特别是连续缝合)时张力要适度,缝合时张力过大,加之术后切口出血、水肿势必压迫血管,造成供血不全,影响切口愈合。

**6.局部固定不良**

邻近关节的切口,伤后早期应该制动。过早活动容易加重炎症过程中的渗出反应,加重局部肿胀,影响供血。新生的肉芽组织非常脆弱,牵扯易于损伤出血,影响成纤维细胞的分化和瘢痕组织的形成。骨折部分过早活动也容易出现骨不连接和假关节形成。

**7.局部用药**

在清创过程中,有些医师为了减少创面出血,在局麻药中加进了缩血管类药物和肾上腺素,这一举措的弊端在于加重了局部组织缺血和继发性伤口内出血。

**8.创面局部外环境**

相对于保持创面干燥而言,采用保温敷料使局部创面保持潮湿将有利于形成一个局部低氧环境,从而刺激成纤维细胞生长与毛细血管胚芽形成。在这种潮湿、低氧与微酸环境中,坏死组织的溶解增强,与组织修复密切相关的多种生长因子释放增多,且不增加感染率并能明显减轻创面疼痛。大量临床研究表明,采用保湿敷料对许多慢性难愈合的切口创面,如糖尿病溃疡、下肢动静脉疾病所致溃疡以及压疮等已取得明显效果。

# 第四节　外科手术感染

外科感染是指单独使用抗菌药物解决不了而需外科治疗的以及与外科手术和操作相关的感染。其主要特点是皮肤或黏膜屏障破损,多种致病微生物从破损部位入侵致病。

目前,手术患者获得性感染率为 $2\%\sim3\%$,其中择期手术患者 $1.09\%$ 发展为术后脓毒症,$0.52\%$ 出现严重脓毒症,而非择期手术患者分别为 $4.24\%$ 和 $2.28\%$。院内发生的外科感染最常见的是外科切口部位感染(SSI),以及发生在外科患者中的导管相关血循感染(CRBSI),肺炎和泌尿道感染。这也反映了近年来外科感染中,院内感染已多于社区感染,内源性感染已超出外源性感染。

## 一、外科感染发病机制

### (一)引起外科感染的危险因素

造成外科感染的高危因素中,不合理使用抗生素是重要原因,滥用抗生素使许多病原菌对抗生素的耐药性增加,耐药菌株感染日益增多。免疫抑制剂的使用,也增加患者对细菌的易感性。麻醉药物会作用于患者机体的免疫系统,影响围术期的免疫机制。手术操作所致的应激反应能增加外科感染的危险。此外手术室和病房的环境、空气污染情况;创口有无血肿、异物、无效腔和坏死无生机组织;患者原有疾病和营养免疫状态;手术的时间等,也都是重要的危险因素。

### (二)全身炎症反应综合征(SIRS)

在宿主抗感染防御机制方面,手术创伤引起的炎症反应,宿主免疫防御会进一步放大天然和获得性免疫系统的作用,产生炎症反应。而这种炎症刺激造成的"第二次打击"是重要的机体损伤模式,它所致的全身炎症反应综合征(SIRS),可造成机体免疫监控丧失,引起免疫应答障碍,使炎症加剧,细菌更易入侵致外科感染。从临床角度看,当以下各指标有 2 项时即为 SIRS:①体温$>38\ ℃$或$<36\ ℃$;②白细胞计数$>12\ 000/nm^3$;或$<4\ 000/nm^3$,杆状核$>10\%$;③脉搏$>90/m$;④呼吸增快$>20/m$,或 $PaCO_2<4.3\ kPa(32\ mmHg)$。如 SIRS 合并致病细菌入侵,即发展为脓毒症,加剧者进一步发展为严重脓毒症、脓毒性休克甚至 MODS,约有 $26\%$ 的 SIRS 发展为脓毒症,$7\%$死亡。

### (三)脓毒症

外科手术后由于细菌感染、出血、输血或麻醉可使机体产生全身性炎症反应,发生严重免疫抑制,促进脓毒症的发生与发展。外科脓毒症占所有脓毒症近 $30\%$。脓毒症会伴有显著的天然和获得性免疫功能紊乱,脓毒症所致的死亡常发生在长期的免疫抑制状态,而不是在亢进的炎症反应阶段。在脓毒症后期,宿主的免疫功能严重受抑,手术表现为 T 细胞的无反应性和进行性免疫细胞的丢失。创伤或烧伤患者血中 T 细胞数量下降,而存活的 T 细胞也呈现无反应状态,即在特异性抗原刺激下,不能有效增殖或分泌细胞因子。同时,T 细胞和 B 细胞数量由于凋亡而明显减少,单核细胞和滤泡样树突状细胞(DC)功能发生免疫麻痹,淋巴细胞和 DC 的减少对免疫抑制尤为重要,因为这两种细胞的减少常发生在机体遭受致命性感染时。DC 是体内抗原提呈能力最强的免疫调节细胞,在介导宿主对微生物的天然和获得性免疫反应中起重要作用。脓毒症早期血中 DC 减少,脾脏 DC 凋亡增加,并与疾病的严重程度和死亡率升高有关;此外,血中 DC 和单核细胞(MDSC)出现持续性、功能性障碍,也造成脓毒症时宿主防御能力的降低。此外,小鼠髓系抑制细胞作为髓样前体细胞的代表,可被内源性或外源性因子激活,导致免疫反应的抑制。MDSC 在脓毒症中的作用逐渐引起关注。脓毒症能引起骨髓、脾脏和淋巴结中 MDSC 大量扩增,表达 IL-10、TNF-α 和其他细胞因子。在这种情况下 MDSC 通过对 IFN-γ 的抑制作用,使 CD8、T 细胞耐受,诱发脓毒症逐渐加重。

**(四)宿主抗感染防御机制**

1.神经内分泌应激反应

外科手术能激活机体神经内分泌应激反应,涉及下丘脑—垂体—肾上腺皮质(HPA)轴和交感神经系统。大手术是激活 HPA 轴,促进皮质醇分泌的最强的诱发因素之一,手术开始后几分钟血浆皮质醇水平即显著升高。皮质醇具有显著的抗炎作用,能抑制巨噬细胞和中性粒细胞聚集到炎症部位,干扰炎性介质的合成。而交感神经系统的激活,还能促进肾上腺髓质和突触前神经末梢分泌去甲肾上腺素,从而产生促炎效应。

2.细胞介导免疫反应

免疫防御在宿主抗感染中发挥重要作用。组织损伤能引起天然的和获得性免疫反应,天然免疫系统产生最初的免疫应答,涉及巨噬细胞、自然杀伤细胞和中性粒细胞;而获得性免疫系统可由于外源性抗原提呈给 CD4$^+$T 和 CD8$^+$T 细胞而被激活。激活的 CD4$^+$ T 细胞能分泌两种截然不同的、相互拮抗的细胞因子,一类为促炎细胞因子,包括肿瘤坏死因子和白介素;另一类是抗炎性细胞因子,如 IL-4 和 IL-10。激活的 CD4$^+$T 细胞可产生大量细胞因子,进一步放大天然和获得性免疫反应,产生炎症反应。免疫系统对任何损伤,包括手术创伤,都能迅速产生促炎细胞因子和其他炎性介质。在最初的炎症反应之后,接着发生代偿性的抗炎反应,这些抗炎细胞因子也具有强烈的免疫抑制作用。因此,外科感染会出现不同程度的细胞免疫反应下调,引起术后感染并发症。

**(五)外科手术感染的炎症和免疫病理机制**

1.二次打击学说

炎症刺激的"二次打击学说"是目前普遍接受的应激损伤模式。原发性损伤,如疼痛、外科手术、组织损伤或病原菌侵入,能使宿主免疫系统致敏,继而对随后即使相对较轻的打击也能产生非常强烈的宿主炎症及免疫反应,进一步发展为多器官衰竭甚至死亡。

对第一次打击的反应:SIRS 是应激引起的全身炎症反应,是外科大手术感染患者共同的临床表现。如果持续时间过长,会出现促炎症反应状态,包括凝血系统和补体级联反应的激活,以及中性粒细胞和内皮细胞的激活。

对第二次打击的反应：长期应激和感染的共同作用，会导致患者出现各种不同的临床表型和转归。持续性促炎反应表现为凝血系统的广泛激活，以及天然和获得性免疫防御能力的改变。SIRS能引起获得性免疫监控的丧失，从而提高机体对病原微生物感染的敏感性；而继发性感染可能激发免疫细胞特征性基因表达，从而引起宿主的免疫应答发生障碍。

2.免疫平衡失调

外科感染后机体获得性免疫反应发生改变，主要影响T辅助细胞。Ⅰ型T辅助细胞(Th1)型细胞因子介导的通路暂时受抑，而Th2型细胞因子反应不受影响，导致外科大手术后Th1/Th2比值失衡。不同的病情可造成不同的T细胞反应，从而影响手术后感染的发病率。如肿瘤患者在手术前免疫系统即已受损，如食管癌患者Th2产生IL-4减少。此外，长期饮酒患者，术前Th1/Th2比值即已变化，与手术后感染增加有关。严重外科感染时抗炎细胞因子水平显著升高，T细胞从Th1向Th2漂移，从而导致脓毒症的免疫失调。Th1反应受抑，表现为IL-1、IFN-γ和IL-12水平下降，Th1反应增强则以IL-10和IL-4水平升高为特征。

3.影响机体免疫反应的因素

(1)年龄：一半以上的重症监护病房患者年龄超过65岁，年龄的增长显然与感染发病率及病死率增加有关。

(2)性别：对感染性别差异的认识一直存在不同看法。有研究证实，性别能影响早期免疫应答以及对损伤的风险预测，但是临床观察中还没有一致的报道。

(3)所患疾病和治疗措施：如近期手术、抗生素治疗、既往是否有心源性休克或复苏等。全身炎症反应状态可能使机体对感染的敏感性增强，是大手术患者术后感染并发症风险增加的主要原因。

(4)遗传因素：人类因感染性疾病死亡存在明显的遗传倾向，在单卵双胞胎，细胞因子的产生和遗传因素有着密切的关系。通过基因操纵使动物免疫反应过程中的主要基因发生缺失，则能够显著影响全身免疫反应。

**二、外科切口部位感染**

外科切口部位感染(SSI)是最常见的一种外科手术感染，是近年美国疾病控制中心(CDC)提出和发展的一种概念，它包括了任何一种发生在手术部位的感染。主要分为3类：①浅表SSI，发生在切口皮肤和皮下组织，最常见，占47%；②深层SSI，感染扩展到肌肉和筋膜，占23%；③器官和(或)间隙SSI，如腹腔脓肿、脓胸、关节间隙感染，占 32%。对 SSI 的诊断并非易事，仅有 46% 的在住院期诊断出；16% 在出院时诊出；还有 38% 在再入院或随诊时做出诊断。SSI 的发生与外科切口种类密切相关，按照手术过程中创口可能被致病细菌污染的机会和情况，手术切口可分为 I（清洁）、II（清洁-污染）、III（污染）和 IV（污秽）4 类，这种分类可粗略估计出不同切口发生感染危险性的概率，4 类切口的感染率分别约为 2.1%、3.3%、6.4% 和 7.1%（表 1-1）。

表 1-1　外科切口的种类

| 分类 | 定义 |
| --- | --- |
| 清洁 | 一个未感染的手术创口，它没有炎症记录，呼吸系、消化系、生殖系和感染的泌尿系均未记录。此外，清洁创口是原发闭合的，如需要也是闭式引流的 |
| 清洁-污染 | 一个手术创口，它的呼吸、消化、生殖或泌尿道是在控制的情况下 |
| 污染 | 开放的、新鲜的、偶发的创口<br>手术时有较大的破损，在无菌技术下的大的胃肠道裂开，切口是急性、非化脓性炎症 |
| 污秽 | 陈旧的创伤创口，有失去生机的组织，已有临床感染或脏器穿孔 |

　　不同种类的外科切口有着不同的感染危险指数，如表 1-2 所示。

　　对于 SSI 的预防可从 3 方面着手：一是患者本身，在术前将宿主的抵抗力提高到最佳境地；二是手术操作要轻柔细致，减少操作，降低病原菌入侵机会；三是加强围术期处理，包括预防性抗生素、防止异物和无生机组织残留、缩短手术时间、减少输血、合理准备消毒切口、术中维持患者巨噬细胞的功能，禁烟以及做好手术室环境管理等。

表 1-2　切口分类与 NNIS 系统对 SSIN 危险估计比较

| 创口分类 | NNIS 危险指数 | | | | |
| --- | --- | --- | --- | --- | --- |
| | 0 | 1 | 2 | 3 | 全部 |
| 清洁 | 1.0 | 2.3 | 5.4 | — | 2.1 |
| 清洁-污染 | 2.1 | 4.0 | 9.5 | — | 3.3 |
| 污染 | — | 3.4 | 6.8 | 13.2 | 6.4 |
| 污秽 | — | 3.1 | 8.1 | 12.8 | 7.1 |
| 全部 | 1.5 | 2.9 | 6.8 | 13.0 | 2.8 |
| 最大比值 | 2.1 | 1.7 | 1.8 | 1.0 | |

注：NNIS（National Nosocomial Infection Surveillance System）。

### 三、导管相关血循感染

　　在围术期，中心静脉（CVC）导管的功用十分重要，它可进行血流动力学监测、补液、输注药物、输血、给予肠外营养（TPN）等,这些都是周围静脉导管不能替代的。但 CVC 也会带来 15% 的各种并发症,包括置入和取出时的机械性损害(穿破动静脉、血肿、血胸、气胸等)、栓塞、感染等。其中最常见的感染并发症是导管相关血流感染（CRBSI）,这种院内感染与外科切口感染、肺炎及泌尿道感染一并成为外科危重患者的 4 种最常见感染。在过去的 20 年中,CRBSI 的发生率增加 3～5 倍,死亡率也高达 10% 左右,且延长患者住院和 ICU 停留时间,增加医疗开支,是一个值得重视的临床问题。

**(一)定义**

发生 CRBSI 前,先有导管的菌株定植,其定义是导管的尖端、皮下段或中间段内,产生了多于 15 个菌落形成单位;而 CRBSI 的定义是指在 48 小时内,同时发生了导管菌株定植和至少1次的周围静脉血内同一菌株培养阳性。CDC 对 CRBSI 定义,除菌株培养阳性外,还包括临床特点,如发热、畏寒和(或)低血压,但无其他原因的菌血症;而对凝固酶阳性金黄色葡萄球菌的培养需 2 次阳性。更为严格的定义是美国传染病协会（IDSA）所制定的,认为有以下几种情况的一项者即为 CRBSI:①导管半定量或定量培养导管菌落阳性;②从中心静脉和周围静脉按 5:1 比例取血样半定量培养菌株阳性或培养菌株计数呈大幅度增加;③在不同时间内中心静脉和周围静脉血样两者同时培养均阳性。

**(二)流行病学**

许多类型的导管装置均可导致菌株定植和 CRBSI,其中周围血管导管感染率为 0.5/1 000 导管日,动脉导管为 1.7/1 000 导管日,周围血管透析导管为 2.4/1 000 导管日,长期外科插入血管装置为(0.1～1.6)/1 000 导管日,但其中以 CVC 最为常见,占到全部 CRBSI 的 90% 以上。据统计,美国各医院的 ICU 中,每年有 1 500 人行 CVC 插管,其中有 25 万人发生 CRBSI。一般在 CVC 插管患者中有 25% 会发生菌株定植,平均在 8 天后会发生 CRBSI;ICU 的外科危重患者几乎有一半都行 CVC 插管,所以发生 CRBSI 的概率达 2.9%～12.8%。最近的研究还显示,CRBSI 的死亡率增加了 3 倍以上;Maki 等对一组在 ICU 停留 14 天的患者的观察结果显示,行 CVC 插管 121 例,发生 CRBSI 的比率为 6/1 000 导管日,而周围静脉插管为 2.2/1 000 导管日,结论是周围静脉插管更为可行。

**(三)危险因素和发病机制**

引发 CRBSI 的各种危险因素中,医师、护士的操作经验不足是最主要的,其他还包括:ICU 中护士接触患者次数多;在插管过程中使用全消毒屏障失败;插管部位选择不合宜;插入导管后有严重污染发生;导管放置时间超过 7 天等。另外的危险因素还包括:插管时患者所处位置(门诊、住院部或 ICU)、插管类型、插管数量、患者每天接受操作的次数、使用 TPN 插管等。在外科病房常见的 CRBSI 危险因素包括:插管数量多,超过 3 个;插管时间过长等。Johns Hopkins 大学外科的一组临床试验研究结果显示,若组织专业团组执行严格的导管插管规则,使用单一通道和仔细护理,结果比一般输液和输注药物的插管导管发生 CRBSI 的概率减少 5 倍。最近还发现,若患者导管留置时间超过 14 天,发生 CRBSI 的概率会增加 5 倍。此外,肥胖也是一项危险因素,最近一组 2 037 例 ICU 患者的研究,在 1 538 例次发生 CRBSI 的分析中,发现肥胖也是一项独立危险因素。

**(四)防范措施**

近年许多学者致力于探讨各种防范 CRBSI 的策略和措施,其中 CDC 发表的 CRBSI 预防指南比较详尽地阐述了预防 CRBSI 的具体措施,其主要内容包括一般干预和 CVC 插管维护两个主要方面。一般干预包括加强医护人员培训、学习指南、ICU 加强专护力量、严格把握 CVC 插管指征等;在 CVC 插管维护中有严格遵守肥皂和酒精洗手的规定,在插管时保持无菌操作原则,选好穿刺部位(最好是锁骨下静脉),操作时戴无菌手套,用双氯苯双胍乙烷(洗必泰)液处理患者皮肤,一般不使用全身预防性和局部用抗生素,培训精通专业团组,及时取除不需要的导管,插管时间最好勿超过 72 小时,尽量不使用导丝等。现将最为重要的几项措施分别叙述如下。

(1)手的卫生:保持医护人员手部清洁是非常重要的预防措施。最近的研究指出,保持洗手和手部卫生,与降低 CRBSI 的危险直接相关。除继续教育外,应严格执行操作前洗手的常规。

(2)插管时保持完整的无菌屏障:执行无菌插管操作十分重要,如操作前戴帽子、口罩和穿手术衣等。研究显示,使用完整无菌屏障可使肺动脉导管插管感染率下降 2 倍以上;如果严格执行完整的无菌屏障,可使每 270 例次插管患者中减少 7 例 CRBSI 发生和 1 例死亡。

(3)使用洗必泰:插管部位的皮肤消毒可有效避免菌株定植和 CRBSI 的发生。全球各地最常使用的消毒剂是聚维酮碘,但更多的研究显示,2% 的洗必泰消毒皮肤会更好些。一组荟萃分析显示,相比于碘,使用洗必泰消毒皮肤可降低 50% 的 CRBSI 发生率。

(4)使用抗感染封闭导管:使用抗感染封闭导管抗感染封闭导管是一种预防

CRBSI 的有效措施,抗感染导管用洗必泰醋酸盐与磺胺嘧啶进行导管涂层,并采用肝素＋头孢唑啉(或其他抗生素)联合封闭导管,这样可有效预防 G⁺ 细菌所致的 CRBSI。

(5)导管的插管部位 CRBSI 发生的危险因素还包括插管部位处皮肤的菌落数量。研究发现,颈内静脉和股静脉插管的 DRBSI 发生率要比锁骨下静脉插管高 2～3 倍;特别更易于发生在 ICU 内行呼吸机换气的患者中。

**四、腹腔内感染**

腹腔感染是常见、多发的疾病和手术并发症,临床上尽快地明确诊断和采取有效的治疗措施是外科医师必须重视的问题。

**(一)分类**

腹腔感染包括原发性腹腔感染和继发性腹腔感染。原发性腹腔感染系指腹腔内无原发病灶,病原体来自腹腔以外的部位,通过血行播散、腹腔外脏器和组织感染的直接扩散或透壁性扩散等引起的腹腔感染。继发性腹腔感染是指感染的病原菌来自腹腔内,多为急性腹腔内脏器的坏死、破裂、穿孔或炎性病变的直接扩散而引起腹膜腔和邻近脏器的感染。腹腔感染还可分为外科性和内科性腹腔感染。

**(二)特点**

外科性腹腔感染主要有以下特点:①大部分感染是由几种细菌的混合感染;②大多有明显的局部症状和体征;③常引起化脓、坏死等器质性病变,致使组织结构破坏;④常需手术引流或穿刺引流等治疗。

复杂性腹腔感染包括:①弥漫性或局限性化脓性腹膜炎;②急性胰腺炎伴坏死感染;③阑尾穿孔或阑尾周围脓肿;④胃十二指肠穿孔;⑤外伤性和非外伤性小肠结肠穿孔;⑥腹腔脓肿;⑦腹部手术后腹腔内感染等。

**(三)发病机制**

腹腔感染的致病菌种均为人体肠道的正常菌种。致病菌可以是外源性的,也可以是内源性的。腹腔感染常常是需氧菌和厌氧菌的混合感染。需氧菌从所处的环境中摄取了氧,为厌氧菌的生长繁殖创造了缺氧环境;而厌氧菌释放出一些酶、生长因子、宿主反应抑制因子等,则有利于需氧菌的繁殖。所以两者具有协同作用,增强了其毒力和致病性。病原菌中前 5 位分别为大肠埃希菌、肺炎克雷伯菌、铜绿假单胞菌、屎肠球菌和金黄色葡萄球菌。

真菌感染也是当前常见腹腔感染之一,其中假丝酵母菌(念珠菌)属感染是所有真菌感染的首位病原菌。深部真菌感染的诊断及治疗问题日益严峻。

**(四)诊断**

症状明显及全身性中毒症状的腹腔感染一般不难诊断,某些部位深在的局限性感染,则诊断有时较为困难。因此,临床上早期诊断、正确定位对预后至关重要。临床上腹部症状持续者应警惕腹腔感染的可能。诊断的要点:①结合手术情况,如有腹膜炎者及术中肠管间有脓苔粘连或有炎性大网膜存在者,则术后残余感染机会较多;②需排除切口部位感染;③注意腹部有无固定压痛部位或包块,盆腔脓肿时肛门指检常会提示腹膜炎;④膈下脓肿病例的 X 线检查常会提示胸膜炎性改变;⑤超声检查对腹腔脓肿诊断和定位灵敏度较高,是一种较好的诊断手段。对可疑的感染还可在超声或 CT 指引下进行诊断性穿刺。穿刺如抽得脓液不仅可明确诊断,还可进行细菌培养,有助于明确病原菌的种类和选择合适的抗菌药物。用评分方法评估腹腔感染的严重程度,不仅有助于准确、客观地判断病情和预测预后,还有助于治疗方式的选择和不同单位的资料交流和对比。腹腔感染的评分系统和分级系统多种多样,临床上应用最多的是 APACHE Ⅱ 评分。APACHE 评分不仅能较为准确地预测腹腔感染患者的术后死亡率,还可指导腹腔感染的手术治疗。APACHE Ⅲ 评分在预测死亡率的精确性方面优于 APACHE Ⅱ 评分,对创伤患者的预测价值优于 APACHE Ⅱ 评分。另外,还有 Goris 评分、腹膜炎严重度评分、腹部再手术预测指数、简化的腹膜炎评分等,各有其优缺点。

**(五)治疗**

*1.抗生素治疗*

抗生素治疗是治疗外科性腹腔感染不可缺少的重要措施。复杂性腹腔感染时,选择恰当的抗菌药物作起始治疗具有重要意义。一项针对继发性腹腔感染患者的回顾性队列研究显示,不恰当的起始治疗可导致严重腹腔感染患者更高的临床治疗失败率,对患者的预后产生不利影响。另一项针对社区获得性腹腔感染患者的前瞻性研究显示,恰当的起始治疗可显著提高临床治疗成功率。同时,腹腔感染药物治疗的标准是抗菌谱能够覆盖腹腔感染最常见的病原菌,同时掌握恰当的用药时机和用药剂量,贯彻"全面覆盖、重拳出击、一步到位"的方针,不宜常规逐步升级。

在药物选择上,要考虑药物的药效学和药代动力学特点,以及我国当前细菌的耐药情况,从而经验性选择抗菌药物。细菌培养及药物敏感性报告后,便应重新评估原有用药方案。但是在进行抗生素针对性治疗时,决不能简单地按照细菌培养和药物敏感性报告结果对号入座,而要根据病情和患者的特点,对照实验室报告,进行综合分析,抓住重点,选定用药方案。

2.手术治疗

外科处理腹腔感染的常用方法是剖腹手术。剖腹手术治疗腹腔感染的目的是控制感染源、清创与充分引流。在清创时,希望清除所有坏死组织,但外科处理腹腔感染往往会导致腹腔污染的面积进一步扩大,腹腔受细菌毒素污染的时间更长。这将引起细菌与毒素大量入血,损害呼吸与循环系统,严重者可致脓毒症和脓毒症休克。故临床清创时,要密切监测全身生命体征,适当而止。在治疗严重腹腔感染的过程中,一条珍贵的经验教训是:不能满足于一个感染源的发现,还应积极防止与处理残余感染的发生。对于常规外科处理不能控制的腹腔感染,腹腔开放是治疗腹腔感染的杀手锏,多能最终控制住腹腔与全身的感染症状。

外科处理急性腹膜炎多于术中用大量生理盐水冲洗腹腔,而对于腹腔感染较重、全身情况差的患者,满意地去除感染源,清理腹腔内的污染物并非易事。故开腹探查手术时应放置腹腔灌洗管,术后不断行腹腔灌洗。

3.微创治疗

腹腔镜治疗:常见的腹腔感染大多数通过临床常规手段可以得到正确诊断和及时治疗,但仍有部分病例因多种因素而未能确立诊断。当患者的症状、体征及辅助检查不能提供有价值的诊断依据时,腹腔镜技术则可解决这一难题。对于术前无法明确诊断的病例,直接进行腹腔镜检查,一方面可以达到诊断病因的目的,同时进行有效的治疗;另一方面还可以避免一些可能造成过度治疗的开腹探查。目前,腹腔镜技术已取代了过去的常规开腹,如消化性溃疡穿孔、急性胆囊炎、急性阑尾炎、肠憩室炎、肠坏死、妇科急腹症等,都已经可以采用腹腔镜方式治疗。另外,当发生感染性积液或脓肿时,也可通过腹腔镜进行脓肿引流或坏死组织清创术,腹腔镜技术在腹部外伤和腹腔感染治疗中已广泛应用。

穿刺置管引流:随着医学的发展,外科感染引流的概念在不断地发生改变。传统的观点是“哪里有脓液,就应该引流哪里”,现在认为对腹腔感染需常规引流的概念须加以改变。穿刺引流是微创和能达到良好引流效果的治疗手段,腹腔穿刺引流的理论依据为外科引流将被感染的腹水放出,可以减少对腹膜的炎性刺激和毒素吸收。但实践证明,全腹膜炎甚或是局限性腹膜炎常规引流是无效,甚至是有害的。

为达充分引流目的,外科感染的引流应遵循以下原则:①建立有效的引流通道,引流管的放置应尽可能顺应解剖生理的要求,引流距离要短而直接,避免引流管扭曲、受压;②避免引流管周围组织的损伤,引流管勿直接压迫肠管等;③尽可能避免逆行性感染,多选用封闭式引流;④与腹腔隔绝又有便捷入路的脓肿或感染性积液,尽量选择腹膜外径路。

4.血液净化治疗

持续血液净化逐渐用于治疗严重腹腔感染,可有助于控制感染。血液净化治疗可调节感染所致的免疫功能失常,在清除部分炎性因子的同时还能改善单核细胞和内皮细胞的功能,有助于重建机体的免疫内稳定状态。每天血液透析能显著降低腹腔感染患者的死亡率。

**五、外科感染抗生素防治**

使用各种抗生素防治外科感染是一种重要手段,对它的评价可从临床介绍青霉素应用的效果加以认识,那就是抗生素防治是降低外科感染最有希望的措施之一。但对它的使用经历了一个逐渐加深认识的过程,早在20世纪60年代,多在手术后才开始使用抗生素,显然是无效的;接着,又将一些抗生素用于有特殊感染危险概率的患者,结果发生感染的机会反而增多;后来通过大量动物试验和患者试验发现只有在创口发生污染前(手术切口前)给予抗生素才会降低外科感染,特别是SSI;进一步深入发现预防性抗生素的理想给药时间是手术开始前不久,这样才会使手术时血内和组织内抗生素浓度达到最高值,起到预防性作用。所以目前推荐的给药时间是手术开始前半小时内,至完成手术后24小时停药。给药的办法是一次静脉滴入。如手术时间过长、患者体重超重还要重复给药。

预防抗生素的适应证为Ⅱ、Ⅲ类切口,对于Ⅰ类切口的使用仍有争议。有人认为清洁创口使用抗生素也可能降低感染率,但这类患者的感染率底线也是低的,再加上经济上的负担和出现耐药菌株及药物不良反应,相比之下并不合算。但也有一些Ⅰ类手术如发生感染后果严重,如心脏开放手术、关节置换、血管置换和开颅手术等,宜应用预防性抗生素。对于Ⅱ类手术可考虑使用,Ⅲ类切口则必须使用。

所选择的抗生素必须对熟知的病源菌有作用,如下消化道手术就需要对抗革兰阴性(G⁻)和厌氧细菌的抗生素。此外,应注意预防性抗生素与第一线治疗性抗生素有所不同,如亚胺培南对 G⁻ 和厌氧菌有治疗效用,但不能推荐作为预防用药。一般来看,选择一代头孢菌素用于非厌氧菌污染手术的预防,而二代头孢菌素用于可能被厌氧菌污染的手术。

如何正确把握围术期抗生素的合理应用也是一重要问题,必须从学术和管理两个方面认真把握好抗生素的合理应用,加强围术期抗生素应用的管理,及时纠正其中存在的问题。对于病例的选择:围术期抗生素的使用需要考虑很多的因素,依据患者的疾病是感染性、非感染性或者存在潜在感染的危险,可分为治疗性与预防性;依据疾病与手术的种类,例如胆道结石比单纯的肝胆肿瘤更有感染的危险,肠道手术比胆道手术更容易发生感染;患者的机体状况、手术的大小、创伤的严重程度和手术的时机(急诊、择期)都是围术期抗生素使用必须考虑的因素。但是精细的手术操作、严格的无菌观念常常可以降低感染的危险,从而减少抗生素的应用。

围术期抗生素的选择还受到多方面的影响,不同地区、医院、科室和主管医师都有其用药习惯。对于治疗感染性疾病的抗生素应用,更要关注抗生素的有效性,在选用国产与进口抗生素时,重要的是质量把关。在未获得病原菌检验依据前,不得不靠医师的以往经验进行选择。抗生素的使用时间,在严格把握基本原则的前提下,还必须注意个体差异。同时应注意患者术后的综合处理。

重视外科病灶的妥善处理,外科引流是外科感染的最佳治疗方式,有效的外科引流比单独使用抗生素疗效更好;术后发热的处理并不应立即使用抗生素,及时的换药可发现有无切口感染,必要的腹部超声等影像学检查可了解有无和积液或感染病灶,有效的感染切口引流和处理残余病灶是正确的术后处理方式。成功的外科手术不能忽略围术期的相关处理,合理的抗生素应用预防感染对手术起到了保驾护航作用,术前、术中和术后的使用必须严格掌握指征。

# 第二章

# 神经外科疾病

## 第一节 丘脑出血

### 一、概述

丘脑出血是由于高血压动脉硬化等原因所致的丘脑膝状动脉或丘脑穿通动脉破裂出血。占全部脑出血的 24％左右。

1936 年 Lhimitt 首次报告丘脑出血。其后,Fisher 于 1959 年对丘脑出血的临床及病理进行了较系统的研究,提出了丘脑出血的 3 个临床特点:①感觉障碍重于运动障碍;②眼球运动障碍,尤其是垂直注视麻痹;③主侧丘脑出血可引起失语。

1970 年以来,CT 应用于临床后,提高了丘脑出血的诊断率,并且能够确定血肿的部位、大小、血肿量、扩展方向及是否穿破脑室等,使我们对丘脑出血有了更深的认识。

丘脑是一对卵圆形的灰质团块,每个长约为 38 mm,宽约为 14 mm,斜卧于中脑前端。中间有一 Y 形内髓板,把丘脑大致分成内、外二大核群,内侧核群与网状结构及边缘系统有重要关系,外侧核群与身体的各种感觉及语言功能密切相关。丘脑膝状动脉位于丘脑外侧,丘脑穿通动脉位于丘脑内侧。

### 二、病因

丘脑出血的病因与一般脑出血相同,主要为高血压动脉硬化。

### 三、病理

丘脑出血量不大时,可仅局限于丘脑内或主要在丘脑。丘脑内侧出血为丘脑穿通动脉破裂所致,多向内扩展破入脑室,可形成第三脑室和第四脑室铸型,亦可逆流入双侧侧脑室。丘脑外侧出血是丘脑膝状动脉破裂所致,常向外发展破坏内囊甚至苍白球和壳核,也常于侧脑室三角部和体部处破入侧脑室。丘脑出血也可向下发展,挤压和破坏下丘脑,甚至延及中脑,严重时可形成中心疝。

### 四、临床表现

#### (一)头痛、呕吐、脑膜刺激征

同其他脑出血一样,丘脑出血后的高颅压及血液破入脑室,导致患者出现头痛、呕吐、脑膜刺激征。

#### (二)眼部症状

约31%的患者出现双眼上视不能。约15%的患者出现双眼内下斜视,有人描述为盯视自己的鼻尖,曾被认为是丘脑出血的特征性症状。上述临床症状是丘脑出血向后、向下发展影响了后联合区和中脑上丘所致。8%的患者可出现出血侧的霍纳征,即睑裂变窄、瞳孔缩小及同侧面部少汗,是由于交感神经中枢受影响所致。13%的患者可出现共同偏视,系由于影响了在内囊中行走的额叶侧视中枢的下行纤维所致。

#### (三)意识障碍

43%的患者出现不同程度的意识障碍。丘脑本身为网状结构中非特异性上行激活系统的最上端,因此丘脑出血时常常影响网状结构的功能,产生各种意识障碍。这是丘脑出血比壳核出血及脑叶出血等更易出现意识障碍的原因。

#### (四)精神症状

13%的患者可出现精神症状,表现为定向力、计算力、记忆力减退,还可有情感障碍,表现为淡漠、无欲或欣快。多见于丘脑内侧出血破坏了丘脑与边缘系统及额叶皮质之间的相互联系,扰乱了边缘系统及大脑皮质的正常精神活动所致。丘脑出血所致的精神症状一般持续2~3周。

#### (五)语言障碍

丘脑出血的患者可出现语言障碍,包括构音障碍和失语。两侧丘脑出血均可出现构音障碍,而失语仅见于优势侧丘脑出血。表现为音量减小,严重者近似耳语,语流量减少,无自发性语言,运动性失语,常伴有听觉及阅读理解障碍。丘脑性失语属皮质下失语,多数学者认为与丘脑腹外侧核的损害有关。1968年Bell对50例帕金森病患者进行丘脑腹外侧核低温冷冻治疗,观察到34例患者出现构音障碍,17 例患者出现语音减低,10 例患者出现失语。丘脑腹外侧核有大量纤维投射到 Broca 区,据认为对皮质语言中枢起着特殊的"唤起"(alerting)作用。也有人认为丘脑腹前核或丘脑枕核在丘脑性失语中起重要作用。语言障碍多见于丘脑外侧出血,多于 3 周内恢复或明显减轻。

### (六)运动障碍

丘脑出血出现肢体瘫及中枢性面舌瘫是由于血肿压迫和破坏内囊所致。约24%的患者肢体瘫痪表现为下肢瘫痪重于上肢,上肢瘫痪近端重于远端。国外学者把这种现象称为丘脑性不全瘫,国内崔得华称为丘脑性分离性瘫痪,是丘脑出血的特有症状,被认为与内囊内的纤维排列顺序有关。

有报道丘脑出血时可出现感觉性共济失调和不自主运动,但临床上很少见到。

### (七)感觉障碍

丘脑是感觉的中继站,约 72%的患者出现感觉减退或消失,且恢复较慢。丘脑损害时,感觉障碍的特点是上肢重于下肢,肢体远端重于近端,深感觉重于浅感觉。但在丘脑出血时这种现象并不十分明显。丘脑出血时感觉障碍一是破坏了丘脑腹后外侧核和内侧核,二是影响了内囊后肢中的感觉传导纤维。

丘脑出血时可出现丘脑痛,是病灶对侧肢体的深在或表浅性的疼痛,性质难以形容,可为撕裂性、牵扯性、烧灼性,也可为酸胀感。疼痛呈发作性,难以忍受,常伴有情绪及性格改变,一般止痛药无效,抗癫痫药如苯妥英钠和卡马西平常可收到明显效果。现在认为丘脑痛的发病机制与癫痫相似,多见于丘脑的血管病,常在发病后半年至 1 年才出现,丘脑出血急性期并不多见。我们对 35 例丘脑出血的患者进行了 3 年的随访观察,其中 10 例患者出现了丘脑痛,约占 28.5%。2 例病后即出现丘脑痛,2 例病后 1 年出现,3 例病后 2 年时出现,3 例病后 2 年半时才出现。

### (八)尿失禁

很多意识清醒的丘脑出血患者出现尿失禁,多见于出血损伤丘脑内侧部的患者,一般可持续 2~3 周。丘脑的背内侧核被认为是内脏感觉冲动的整合中枢,它把整合后的复合感觉冲动传到前额区。丘脑出血时损害了背内侧核的整合功能,导致内脏感觉减退,使额叶排尿中枢对膀胱控制减弱而出现尿失禁。

### (九)其他症状

丘脑出血时,患者可出现睡眠障碍,表现为睡眠周期的紊乱、昼夜颠倒,部分患者有睡眠减少,可能与网状结构受影响有关。

有报道丘脑出血时可出现丘脑手,表现为掌指关节屈曲,指间关节过度伸直,伴有手的徐动。有人认为是手的深感觉障碍所致,也有人认为是肌张力异常引起的。

### (十)丘脑出血的临床分型

丘脑出血在临床上并没有一个广为接受的分型,为了便于了解病变部位与症状的关系,可简单分为三型。

1.内侧型

血肿局限在丘脑内侧或以内侧为主。临床主要表现为精神症状、尿失禁、睡眠障碍,而感觉障碍、运动障碍、语言障碍均较轻或无。

2.外侧型

血肿局限在丘脑外侧或以外侧为主。临床上以偏瘫、偏侧感觉障碍为主,伴有偏盲时,可为典型的"三偏"征,常伴有语言障碍。

3.混合型

血肿破坏整个丘脑,可表现上述两型的症状。上述三型破入脑室时,可出现脑膜刺激征。

### 五、实验室检查及特殊检查

头部 CT 是诊断丘脑出血的最佳方法,可直观地显示血肿的位置,大小及扩展情况(图 2-1)。

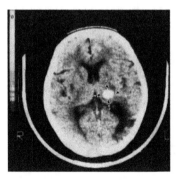

图 2-1　丘脑出血

### 六、诊断

有高血压病史,突然出现头痛、呕吐,并有下列症状之一者:双眼上视受限、双眼内下斜视、霍纳征、丘脑性分离性瘫痪,应考虑有丘脑出血的可能。头部 CT

发现有高密度影即可确诊。

## 七、治疗

丘脑出血因其位置较深,手术损伤大,术后常有严重的后遗症,临床上多主张保守治疗。

当出现以下两种情况时,可考虑手术治疗:血肿量超过 10 mL,临床症状进行性加重或出现脑疝时,可考虑做血肿清除术,一般认为以施行血肿部分清除术为好,尽量少作血肿完全清除术;丘脑出血破入脑室引起急性梗阻性脑积水时,可考虑作脑室引流术。

## 八、预后

### (一)急性期预后

头部 CT 扫描有下列情况者预后较差:血肿直径大于 3.5 cm 或血肿量超过13 mL,伴发急性梗阻性脑积水,中线结构向对侧移位超过 3 mm,环池、四叠体池受压消失或缩小。

### (二)恢复期预后

内侧型丘脑出血预后较好,出现的精神症状,睡眠障碍及尿失禁多在 1 个月内消失,少数患者可不遗留任何症状。

外侧型丘脑出血预后较差,出现的感觉障碍持续时间较长,部分患者不能恢复,少部分患者还可出现丘脑痛;外侧型出血波及内囊而引起的肢体瘫痪也可持续很长时间,多数患者难以完全恢复。

## 九、预防

积极预防和治疗高血压病和动脉硬化。

# 第二节 脑 干 出 血

## 一、概述

脑干包括中脑、脑桥和延髓。脑干是脑神经核集中的地方,也是除嗅觉和视觉外所有感觉和运动传导束通过的地方,脑干网状结构也在脑干内,它是维持清醒状态的重要结构。当脑干受到损伤时,可出现脑神经麻痹、肢体瘫痪、感觉障碍和意识障碍等。

脑干出血是指非外伤性的中脑、脑桥和延髓出血。脑干出血约占全部脑出血的10%,其中脑桥出血最多见,中脑和延髓出血则较少。

脑干的主要结构如下。

**(一)中脑**

(1)神经核:动眼神经核、滑车神经核、红核、黑质及位于上丘内的双眼垂直注视中枢等。

(2)传导束:皮质脊髓束、皮质延髓束、内侧纵束、脊髓丘脑束等。

(3)网状结构。

(4)供应动脉:旁中央动脉(来自后交通动脉、基底动脉及大脑后动脉)、短旋动脉(来自脚间丛、大脑后动脉及小脑上动脉)、长旋动脉(来自大脑后动脉)共三组。

**(二)脑桥**

(1)神经核:面神经核、展神经核、前庭蜗神经核、三叉神经核及旁外展核(脑桥双眼侧视运动中枢)等。

(2)传导束:皮质脊髓束、皮质延髓束、脊髓丘脑束、内侧纵束等。

(3)网状结构。

(4)供应动脉:来自基底动脉的分支旁中央动脉、短旋动脉及长旋动脉,共三组。

**(三)延髓**

(1)神经核:疑核、迷走背神经核、三叉神经脊束核、舌下神经核、薄束核及楔束核等。

(2)传导束:皮质脊髓束、脊髓丘脑束等。

(3)网状结构。

(4)供应动脉:延髓的动脉来自脊前动脉、脊后动脉、椎动脉和小脑后下动脉,也可分为旁中央动脉、短旋动脉、长旋动脉三组。

**二、病因**

**(一)高血压病**

高血压病是脑干出血的主要原因。

## (二)血管畸形

一般认为,延髓出血多为血管畸形所致。动脉瘤、动脉炎及血液病等亦可是脑干出血的原因,但均少见。

## 三、病理

### (一)中脑

**1.出血动脉**

出血动脉主要为位于大脑脚内侧的动眼动脉起始部动脉破裂出血。

**2.出血部位**

出血部位多位于中脑腹侧尾端靠近中线的部位,也可位于被盖部。

**3.血肿扩展**

血肿扩展包括:①向背侧破入大脑导水管;②向上破入丘脑和第三脑室;③向腹侧破入脚间池;④向下波及脑桥;⑤向对侧扩展。

**4.血肿大小**

有学者统计 48 例中脑出血,血肿量最小 0.29 mL,血肿量最大 10 mL。

### (二)脑桥

**1.出血动脉**

供应脑桥的动脉中,旁中央动脉最易破裂出血,原因是旁中央动脉自基底动脉发出后,其管腔突然变细,且血流方向与基底动脉相反,使血管壁易受损害而形成微动脉瘤,而且血管内的压力也最易受基底动脉血压的影响,在血压突然升高时破裂出血。所以,有人也把旁中央动脉称为脑桥的出血动脉。

**2.出血部位**

按血肿所在位置分为被盖部、基底部和被盖基底部(血肿同时累及被盖部和基底部),以基底部和被盖基底部多见。

**3.血肿扩展**

脑桥出血可向上波及中脑甚至丘脑,但很少向下侵及延髓。脑桥出血经常破入第四脑室,但很少破入蛛网膜下腔。

**4.血肿大小**

有学者统计 214 例脑桥出血,血肿量最小为 0.16 mL,最大为 17.8 mL。国外有学者报告被盖基底部出血可达 20 mL,累及中脑者可达 40 mL。但出血量多在 10 mL 以下,以 2~5 mL 多见。

## (三)延髓

延髓出血临床非常少见,病理资料也很少。血肿多位于延髓的腹侧,有时可波及脑桥下部,但很少破入第四脑室。血肿大小为直径 1~2 cm。

## 四、临床表现

### (一)中脑出血

1.轻症中脑出血

中脑出血量较小时,表现出中脑局限性损害的症状,意识障碍轻,预后好。

(1)Weber 综合征:一侧中脑腹侧出血时,可损害同侧的动眼神经和大脑脚,出现同侧动眼神经麻痹及对侧肢体瘫痪。

(2)垂直注视麻痹:当中脑出血累及上丘时,可以出现双眼上下视不能或受限。

(3)不全性动眼神经麻痹或核性眼肌麻痹:当出血量很小时,血肿没有波及大脑脚和上丘,所以临床上可无肢体瘫痪和垂直注视麻痹。

(4)嗜睡:因为中脑出血多累及中脑被盖部的网状结构,所以多数中脑出血的患者出现嗜睡。

2.重症中脑出血

中脑出血量较大时,出现昏迷、去大脑强直,很快死亡。

(1)昏迷:大量出血破坏了中脑网状结构,患者发病后很快出现昏迷。

(2)瞳孔:双侧瞳孔中度散大,是由于双侧缩瞳核损害所致,也可表现出瞳孔不等大。

(3)四肢瘫或去脑强直:双侧大脑脚损害可出现四肢瘫,中脑破坏严重时可出现去脑强直。

### (二)脑桥出血

脑桥出血临床并不少见,约占全部脑出血的 10%。过去曾经认为,昏迷、针尖样瞳孔、高热及四肢瘫是典型脑桥出血的表现,但近几年随着 CT 的普及和 MRI 的临床应用,发现上述临床表现仅是少部分重症脑桥出血的症状,大部分脑桥出血的出血量不大,并没有上述的典型表现,而仅表现出脑桥局部损害的一些症状,如交叉瘫和脑桥的一些综合征。临床上发现,如果脑桥出血的血量大于 5 mL 时,患者的病情多较重,出现上述所谓的"典型症状";而出血量低于 5 mL 时,则仅出现脑桥局部损害的症状,所以,我们把出血量大于 5 mL 的脑桥出血又称为重症脑桥出血,把出血量小于 5 mL 的脑桥出血又称为轻症脑桥出血,现分述如下。

1.重症脑桥出血

(1)昏迷:由于大量出血破坏了位于脑桥被盖部的脑干网状结构,患者发病后很快出现昏迷,且多为深昏迷。出现深昏迷者,预后不良,多数死亡。

(2)瞳孔缩小:重症脑桥出血患者的瞳孔常极度缩小,呈针尖样,是脑桥内下行的交感神经纤维损伤所致。

(3)高热:由于损伤了联系下丘脑体温调节中枢的交感神经纤维,临床上出现高热,有时可达到 40 ℃以上。早期出现高热者,预后不良。

(4)四肢瘫痪:重症脑桥出血多出现四肢瘫痪,双侧病理反射。少数患者可出现去大脑强直,预后不良。

(5)其他:部分患者可出现上消化道出血,呕吐咖啡样物、黑便。累及脑桥呼吸中枢时,出现中枢性呼吸衰竭。

2.轻症脑桥出血

(1)头痛、头晕,恶心、呕吐。

(2)意识障碍轻或无,或为一过性,多为嗜睡,少数患者可有昏睡。

(3)交叉性症状:即同侧的脑神经麻痹(同侧的面神经麻痹、展神经麻痹或同侧的面部感觉障碍)伴对侧肢体瘫痪、感觉障碍。

(4)出血量很小时,也可只表现为单一的脑神经麻痹或单纯肢体瘫痪。

(5)偶有患者表现为同侧的中枢性面、舌瘫和肢体瘫,是由于血肿位于脑桥上部腹侧,损伤了皮质脊髓束的同时,损伤了还没交叉到对侧的皮质脑干束。此时需与大脑半球出血相鉴别。

(6)眼部症状:共同偏视(凝视瘫痪肢体)、霍纳征、眼震。

(7)脑桥综合征。①一个半综合征:表现为双眼做水平运动时,出血侧眼球不能内收和外展(一个),对侧眼球不能内收、但能外展(半个),并伴水平眼震;血肿位于一侧脑桥下部被盖部,损害了同侧的内侧纵束和旁外展核所致。②内侧纵束综合征:又称为前核间性眼肌麻痹,表现为双眼做水平运动时,出血侧眼球不能内收,同时对侧眼球外展时出现水平眼震,是由出血侧内侧纵束损伤所致。③共济失调-轻偏瘫综合征:由于出血侧额桥束和部分锥体束受损害,表现为对侧肢体轻偏瘫伴共济失调。④脑桥外侧综合征:表现为同侧的面神经与展神经麻痹,对侧的肢体瘫痪;血肿位于脑桥腹外侧,影响了同侧的展神经核与面神经核或其神经根,同时损害了锥体束。⑤脑桥内侧综合征:表现为双眼向病灶对侧凝视,对侧肢体瘫痪。血肿影响了旁外展核及锥体束。

### (三)延髓出血

延髓出血临床非常少见,国内文献报道不足 20 例。发病年龄较轻,平均年龄 39 岁。病因中以血管畸形多见。

延髓出血多以眩晕、呕吐、头痛起病,伴有眼震、吞咽困难、交叉性感觉障碍、偏瘫或四肢瘫。

部分患者也可表现出延髓背外侧综合征(Wallenberg 综合征):①眩晕、呕吐、眼震;②声音嘶哑、吞咽困难;③患侧共济失调;④患侧霍纳征;⑤患侧面部和对侧肢体痛觉减退。

延髓出血量较大时,患者发病后即刻昏迷,很快死亡。

## 五、实验室检查及特殊检查

### (一)CT

头部 CT 是诊断脑干出血最常用的方法,分辨率好的 CT 能发现绝大部分的脑干出血。当出血量很小或出血时间长时,尤其是延髓出血时,CT 可漏诊。

### (二)MRI

MRI 不作为脑干出血的常规检查,只有当出血量很小或出血时间较长时,尤其临床疑为延髓出血,CT 不能确定诊断时,MRI 可明确诊断。

## 六、诊断

高血压患者,突然出现头痛、呕吐,有脑干损害的症状,应考虑脑干出血的可能,检查头部 CT 或 MRI 即可确诊。

## 七、治疗

脑干出血因脑干细小而结构复杂,又有呼吸、循环中枢存在,故手术难度极大,虽有脑干出血手术治疗成功的报道,但国内开展不多。所以,脑干出血仍以内科保守治疗为主,与其他脑出血相同。

## 八、预后

脑干出血与其他脑出血相比,死亡率高,预后差。

## 九、预防

同其他脑出血。

# 第三节 小脑出血

## 一、概述

小脑出血的发病率占全部脑出血的 10％左右。小脑出血发病突然,症状不典型,常累及脑干和/或阻塞第四脑室,易出现枕大孔疝导致死亡。临床医师应对本病有充分认识,及时利用 CT 等检查手段,以提高诊治水平。

## 二、病因

小脑出血的病因仍以高血压动脉硬化为主,统计国内报告的 438 例小脑出血中,有高血压病者286 例,占 65.29％,合并糖尿病者占 11.6％。年龄较长者以高血压动脉硬化为主,儿童及青少年以脑血管畸形多见,其他少见的病因有血管瘤、血液病等。

## 三、病理

小脑出血的部位:70％～80％位于半球,20％～30％位于蚓部。小脑半球出血一般均位于齿状核处,外观见出血侧半球肿胀,切面见蚓部向对侧移位。血肿可穿破第四脑室顶流入第四脑室,血量较多时可经导水管流入第三脑室及侧脑室,致导水管及脑室扩张积血,严重时可使导水管的直径扩张至 0.8 cm,全部脑室扩张。血液亦可穿破皮质进入蛛网膜下腔。有的血肿虽未穿破脑室,但出血肿胀的小脑可挤压第四脑室使其变窄,影响脑脊液循环,也可挤压脑干、特别是脑桥的被盖部,有时小脑中脚亦可被出血破坏。小脑半球出血时,有的可出现小脑上疝,致中脑顶盖部受压变形。小脑出血使颅后窝压力明显增高,易出现枕大孔疝引起死亡。

## 四、临床特征

文献报告本病的发病年龄为 9～83 岁,平均 60.2 岁,以 60 岁以上为多,统计328 例小脑出血患者,60 岁以上者 198 例(60.3％)。大部分患者有高血压病史。大约 75％的患者于活动或精神紧张时发病,个别患者也可在睡眠中发病。发病突然,常出现头痛、头晕、眩晕、频繁呕吐、眼震及肢体共济失调,40％的患者有不同程度意识障碍。其临床症状大致可分为 3 组。

## （一）小脑症状

可出现眩晕（54％）、眼震（33％）、肌张力降低（51％）、共济失调（40％）及言语障碍。意识清楚者可以查出上述体征，特别是蚓部或前庭小脑纤维受损者眼震明显，眼震多为水平性，偶见垂直性。半球出血者同侧肢体肌张力降低，出现共济失调；蚓部出血出现躯干性共济失调。病情严重发病后很快昏迷者，上述症状及体征常被脑干受损等继发症状所掩盖，难以查出，故易被误诊。

## （二）脑干受损症状

小脑位于脑桥、延髓的背部，出血肿胀的小脑挤压脑干使之移位，或血肿破坏小脑脚侵及脑干，或血肿破入第四脑室使第四脑室、导水管扩张积血、其周围灰质受压水肿和/或血液由破坏的室管膜直接渗入脑干均可出现脑干症状，常见的症状如下。

1.瞳孔缩小

据文献报道可见于11％～30％的患者。

2.眼位异常

可出现共同偏视、眼球浮动或中央固定。

3.脑神经麻痹

最常见的是周围性面瘫（23.7％～36.8％），面瘫程度一般不重，少数患者可见外直肌力弱。

4.其他

如病理反射（＋）等。

## （三）高颅压及脑膜刺激征

头痛、呕吐及脑膜刺激征都是小脑出血常见的症状。小脑出血时呕吐较一般颅内出血更为严重，往往为频繁呕吐，其原因除高颅压外，更重要的是脑干受侵特别是第四脑室底受累，因此频繁呕吐是小脑出血时较重要的症状。小脑出血时高颅压症状明显的原因除出血占位外，血液破入脑室扩张积血或凝血块或肿胀的小脑阻塞脑脊液循环引起梗阻性脑积水进一步使颅压增高，极易发生枕大孔疝引起死亡。曾有意识尚清的小脑出血患者，在门诊送往 CT 室检查过程中即发生枕大孔疝死亡。因此，疑诊为小脑出血的患者，即使意识清楚，亦应警惕有发生枕大孔疝的可能。

由于小脑出血的出血量不同、是否穿破脑室、有无脑干受压等情况不同，临床症状轻重不等，大致可分为 4 型。

**1.重型**

出血量多,血肿穿破脑室,很快昏迷,脉搏减慢,眼球浮动或分离斜视等脑干受压症状,预后不良,常于短期内死亡。

**2.轻型**

出血量少,未破入脑室,血肿可被吸收,多治愈。

**3.假瘤型**

起病较缓慢,头痛、呕吐,有明显小脑体征,颅压增高,适于手术治疗。

**4.脑膜型**

主要出现项强及脑膜刺激征,预后较好。

### 五、辅助检查

#### (一)CT 检查

自 CT 应用于临床以后,小脑出血才得以在生前明确诊断,因此 CT 检查是本病的首选检查项目。它不仅可以确定出血部位、范围、出血量,并可确定有无穿破脑室及脑室内积血情况,对诊断和治疗均十分必要。统计文献报告的 328 例小脑出血,出血量为 15~54 mL,以 8~21 mL 多见,>15 mL 者占36.9%;约25%显示第四脑室受压,有的可见环池及四叠体池消失。此外,尚可观察第三脑室与侧脑室是否有积血或扩大。有时小脑出血量很少,颅后窝伪影较多,必要时可行颅后窝薄扫以助诊断。

#### (二)其他检查

疑为脑血管畸形、血管瘤等病因引起的小脑出血,应作 MRI、MRA 或 DSA 等检查以明确病因。

### 六、诊断及鉴别诊断

由于小脑出血缺乏特异性症状,因此凡是突然眩晕、头痛(特别是后枕部疼痛)、频繁呕吐、瞳孔缩小、肢体共济失调、意识障碍迅速加重者,应高度怀疑小脑出血,立即护送进行头部 CT 检查以明确诊断。在未作头部 CT 以前,要注意与蛛网膜下腔出血、脑干出血或梗死、椎-基底动脉供血不足、大脑半球出血相鉴别,要仔细查体,注意有无眼震、瞳孔大小及眼位、肢体肌张力及共济运动情况。某些患者还可出现强迫头位,对疑似患者可依据 CT 结果以资鉴别。

### 七、治疗

#### (一)内科治疗

内科治疗适用于出血量<15 mL、意识清楚、临床及 CT 所见无脑干受压症状、血肿未破入脑室系统者。可用脱水降颅压及脑保护治疗,与一般脑出血相同,但应密切观察病情,一旦症状加重,应复查头部 CT,以进一步了解血肿及其周围水肿变化情况,以决定是否需要手术治疗。

#### (二)手术治疗

血肿≥15 mL、或血肿直径>3 cm 者,可考虑手术治疗;出血量≥20 mL、或有脑干受压征、或血肿破入脑室系统并出现梗阻性脑积水者,应紧急手术清除血肿,否则可能随时发生脑疝死亡;如小脑出血由血管畸形或血管瘤破裂所致,可手术治疗。

### 八、预后

由于目前诊断和治疗及时,小脑出血的死亡率已降至 10%～20%,存活者多数恢复良好,生活可自理,甚至恢复工作。

## 第四节　颅内血管畸形

颅内血管畸形是脑血管先天发育异常性病变。由于胚胎期脑血管胚芽发育障碍形成的畸形血管团,造成脑局部血管的数量和结构异常,并影响正常脑血流。可发生在任何年龄,多见于40岁以前的青年人,占 60%～72%。可见于任何部位,但大脑半球发生率最高,为 45%～80%,8%～18%在内囊、基底节或脑室;也有国外学者报道脑室内及其周围的血管畸形占所有血管畸形的 8%,发生于颅后窝的血管畸形占 10%～32%。有 6%为存在两个以上同一种病理或不同种病理的多发性颅内血管畸形,有的甚至同时存在十多个互不相连的海绵状血管瘤。

由于颅内血管畸形的临床和病变的多样化,其分类意见亦不同,目前临床主要采用 Russell 和 Rubinstein 分类方法将颅内血管畸形分为 4 类:①脑动静脉畸形;②海绵状血管瘤;③毛细血管扩张;④脑静脉畸形;这些血管畸形的组成及血管间的脑实质不同。

## 一、脑动静脉畸形

脑动静脉畸形又称脑血管瘤、血管性错构瘤、脑动静脉瘘等。在畸形的血管团两端有明显的供血输入动脉和回流血的输出静脉。虽然该病为先天性疾病，但大多数患者在若干年后才表现出临床症状，通常 50%～68% 可发生颅内出血，其自然出血率每年为 2%～4%，首次出血的病死率近 10%，致残率更高。其发病率报道不一，美国约为 0.14%，有学者回顾一般尸检和神经病理尸检资料，发现其发病率为 0.35%～1.1%，回顾 4 069 例脑解剖，脑动静脉畸形占 4%。与动脉瘤发病率比较，国外的资料显示脑动静脉畸形比脑动脉瘤少见，综合英美两国 24 个医疗中心收治的脑动静脉畸形和动脉瘤患者的比率是 1：6.5。

### (一)病因及发病机制

在胚胎早期原始脑血管内膜胚芽逐渐形成管道，构成原始血管网，分化出动脉和静脉且相互交通，若按正常发育，动静脉之间应形成毛细血管网，如若发育异常，这种原始的动静脉的直接交通就遗留下来而其间无毛细血管网相隔，因无正常的毛细管阻力，血液直接由动脉流入静脉，使动脉内压大幅度下降，可由正常体循环平均动脉压的 90% 降至 45%～62%，静脉因压力增大而扩张，动脉因供血增多而变粗，又有侧支血管的形成和扩大，逐渐形成迂曲缠绕、粗细不等的畸形血管团，血管壁薄弱处扩大成囊状。因畸形血管管壁无正常动静脉的完整性而十分薄弱，在病变部位可有反复的小出血，也由于邻近的脑组织可有小的出血性梗死软化，使病变缺乏支持也容易发生出血，血块发生机化和液化，再出血时使血液又流入此腔内，形成更大的囊腔，病变体积逐渐增大；由于病变内的动静脉畸形管壁的缺欠和薄弱，长期经受增大的血流压力而扩大曲张，甚至形成动脉瘤样改变。这些均构成了动静脉畸形破裂出血的因素。

### (二)病理

#### 1.分布

位于幕上者约占 90%，幕下者约 10%，左右半球的发病率相同。幕上的动静脉畸形大多数累及大脑皮质，以顶叶受累为最多，约占 30%，其次是颞叶约占 22%，额叶约占 21%，顶叶约占 10%。脑室、基底节等深部结构受累约占 10%，胼胝体及其他中线受累者占 4%～5%。幕上病变多由大脑中动脉和大脑前动脉供血，幕下者多由小脑上动脉供血或小脑前下动脉或后下动脉供血。

2.大小和形状

脑动静脉畸形的大小差别很大,巨大者直径可达 10 cm 以上,可累及整个大脑半球,甚至跨越中线;微小者直径在 1 cm 以下,甚至肉眼难以发现,脑血管造影不能显示。畸形血管团的形状不规则,血管管径粗细不等,有时细小,有时极度扩张、扭曲,甚至走行迂曲呈螺旋状。大多数表现为卵圆形、球形或葡萄状,约有 40% 的病例表现出典型形状,为圆锥形或楔形。畸形的血管团一般成楔形分布,尖端指向脑室壁。

3.形态学

脑动静脉畸形是一团发育异常的,由动脉、静脉及动脉化的静脉组成的血管团,无毛细血管存在,病变区内存在胶质样变的脑组织是其病理特征之一。镜下见血管壁厚薄不等,偶有平滑肌纤维多无弹力层。血管内常有血栓形成或机化及钙化,并可伴有炎性反应。血管内膜增生肥厚,有的突向管腔内,使之部分堵塞。内弹力层十分薄弱甚至缺失,中层厚薄不一。血管壁上常有动脉硬化样斑块及机化的血凝块,有的血管可扩张成囊状。静脉可有纤维变或玻璃样变而增厚,但动静脉常难以区别。

病变血管破裂可发生蛛网膜下腔出血、脑内或脑室内出血,常形成脑内血肿,偶可形成硬膜下血肿。因多次反复的小出血,病变周围有含铁血黄素沉积使局部脑组织发黄,邻近的甚至较远的脑组织因缺血营养不良可有萎缩,局部脑室可扩大;颅后窝病变可致导水管或第四脑室阻塞产生梗阻性脑积水。

(三)临床分级

脑动静脉畸形差异很大,其大小、部位、深浅及供血动脉和引流静脉均各不相同。为便于选择手术对象、手术方式、估计预后及比较手术治疗的优劣,临床上将动静脉畸形进行分级,常用的分级方法有以下几种。

Spetzler 分级法从三个方面对脑动静脉畸形评分,共分 5 级:①根据畸形团大小评分。②根据畸形团所在部位评分。③根据引流静脉的引流方式评分。将三个方面的评分相加即为相应级别,表 2-1。

表 2-1　Spetzler-Martin 的脑动静脉畸形的分级记分表

| AVM 的大小 | 计分 | AVM 部位 | 计分 | 引流静脉 | 计分 |
| --- | --- | --- | --- | --- | --- |
| 小型(最大径<3 cm) | 1 | 非功能区 | 0 | 仅浅静脉 | 0 |
| 中型(最大径 3~6 cm) | 2 | 功能区 | 1 | 仅深静脉 | 1 |
| 大型(最大径>6 cm) | 3 | | | | |

### (四)临床表现

绝大多数脑动静脉畸形患者可表现出头痛、癫痫和出血的症状,也有根据血管畸形所在的部位表现出相应的神经功能障碍者;少数患者因血管畸形较小或是隐性而不表现出任何症状,往往是在颅内出血后被诊断,也有是在查找癫痫原因时被发现。

**1.颅内出血**

颅内出血是脑动静脉畸形最常见的症状,约50%的患者为首发症状,一般多发生在30岁以下年龄较轻的患者,高峰年龄较动脉瘤早,为15~20岁。为突然发病,多在体力活动或情绪激动时发生,也有在日常活动及睡眠中发生者。表现为剧烈头痛、呕吐,甚至意识不清,有脑膜刺激症状,大脑半球病变常有偏瘫或偏侧感觉障碍、偏盲或失语;颅后窝病变可表现有共济失调、眼球震颤、眼球运动障碍及长传导束受累现象。颅内出血除表现为蛛网膜下腔出血外,可有脑内出血、脑室内出血,少数可形成硬膜下血肿。较大的脑动静脉畸形出血量多时可引起颅压升高导致脑疝而死亡。出血可反复发生,约50%以上患者出血2次,30%出血3次,20%出血4次以上,最多者可出血十余次,再出血的病死率为12%~20%。再出血时间的间隔,少数患者在数周或数月,多数在1年以上,有者可在十几年以后发生,平均为4~6年。有报道13%的患者在6周以内发生再出血。小型、隐匿型、位置深在和向深部引流的脑动静脉畸形极易出血,动静脉畸形越小,其阻力越大,易出血;位于深部的动静脉畸形的供血动脉较短,病灶内的压力大,也易出血。

与颅内动脉瘤比较,脑动静脉畸形出血的特点是出血年龄早、出血程度轻、早期再出血发生率低,出血后发生脑血管痉挛较一般动脉瘤轻,出血危险程度与年龄、畸形血管团大小及部位有关。

**2.癫痫**

癫痫也是脑动静脉畸形的常见症状,发生率为28%~64%,其发生率与脑动静脉畸形的大小、位置及类型有关,位于皮质的大型脑动静脉畸形及呈广泛毛细血管扩张型脑动静脉畸形的发生率高。癫痫常见于30岁以上年龄较大的患者,约有半数患者为首发症状,在一部分患者为唯一症状。癫痫也可发生在出血时,以额、顶叶动静脉畸形多见。病程长者抽搐侧的肢体逐渐出现轻瘫并短小细瘦。癫痫的发作形式以部分性发作为主,有时具有Jackson型癫痫的特征。动静脉畸形位于前额叶者常发生癫痫大发作,位于中央区及顶叶者表现为局灶性发作或继发性全身大发作,颞叶病灶表现为复杂性、部分性发作,位于外侧裂者常出现精神运动性发作。癫痫发生的原因主要是由于脑动静脉畸形的动静脉短路,畸形血管团周围严重盗血,使脑局部出现淤血性缺血,脑组织缺血乏氧所引起;另外,动静脉短路血流对大脑皮质的冲击造成皮质异常放电,也可发生癫痫;由于出血或含铁血黄素沉着使病变周围神经胶质增生形成致病灶;畸形血管的点燃作用尤其是颞叶可伴有远隔处癫痫病灶。

3.头痛

约60%的患者有长期头痛的病史,16%～40%为首发症状,可表现为偏头痛局灶性头痛和全头痛,头痛的部位与病灶无明显关系,头痛的原因与畸形血管扩张有关。当动静脉畸形破裂时头痛变得剧烈且伴有呕吐。

4.神经功能障碍

约40%的患者可出现进行性神经功能障碍,其中10%者为首发症状。表现的症状由血管畸形部位、血肿压迫、脑血循环障碍及脑萎缩区域而定。主要表现为运动或感觉性障碍,位于额叶者可有偏侧肢体及颜面肌力减弱,优势半球可发生语言障碍;位于颞叶者可有幻视、幻嗅、听觉性失语等;顶枕叶者可有皮质性感觉障碍、失读、失用、偏盲和空间定向障碍等;位于基底结者常见有震颤、不自主运动、肢体笨拙,出血后可发生偏瘫等;位于脑桥及延髓的动静脉畸形可有锥体束征、共济失调、听力减退、吞咽障碍等脑神经麻痹症状,出血严重者可造成四肢瘫、角弓反张、呼吸障碍等。神经功能障碍的原因主要与下列因素有关:①脑盗血(动静脉畸形部位邻近脑区的动脉血流向低压的畸形区,引起局部脑缺血称为脑盗血)引起短暂脑缺血发作,多见于较大的动静脉畸形,往往在活动时发作,其历时短暂,但随着发作次数的增加,持续时间加长,瘫痪程度也加重;②由于脑盗血或血液灌注不充分所致的缺氧性神经细胞死亡,以及伴有的脑水肿或脑萎缩引起的神经功能障碍,见于较大的动静脉畸形,尤其当病变有部分血栓形成时,这种瘫痪持续存在并进行性加重,有时疑为颅内肿瘤;③出血引起的神经功能障碍症状,可因血肿的逐渐吸收而减轻甚至完全恢复正常。

5.颅内杂音

颅内血管吹风样杂音占脑动静脉畸形患者的2.4%～38%,患者感觉自己脑内及头皮上有颤动及杂音,但别人听不到,只有动静脉畸形体积较大且部位较浅时,才能在颅骨上听到收缩期增强的连续性杂音。横窦及乙状窦的动静脉畸形可有颅内血管杂音。主要发生在颈外动脉系统供血的硬脑膜动静脉畸形,压迫同侧颈动脉杂音减弱,压迫对侧颈动脉杂音增强。

### 6.智力减退

智力减退可呈现进行性智力减退,尤其在巨大型动静脉畸形患者,因严重的脑盗血导致脑的弥散性缺血和脑的发育障碍。也有因频繁的癫痫发作使患者受到癫痫放电及抗癫痫药物的双重抑制造成智力减退。轻度的智力减退在切除动静脉畸形后可逆转,较重者不易恢复。

### 7.眼球突出

眼球突出位于额叶或颞叶、眶内及海绵窦者可有眼球突出。

### 8.其他症状

动静脉畸形引流静脉的扩张或其破裂造成的血肿、蛛网膜下腔或脑室内出血,均可阻塞脑脊液循环通路而引起脑水肿,出现颅内压增高的表现。脑干动静脉畸形可引起复视。在婴儿及儿童中,因颅内血循环短路,可有心力衰竭,尤其是病变累及大脑大静脉者,心衰甚至可能是唯一的临床症状。

### (五)实验室检查

#### 1.脑脊液

出血前多无明显改变,出血后颅内压在 $1.92\sim3.84$ kPa,脑脊液呈血性。

#### 2.脑电图

多数患者有脑电图异常,发生在病变同侧者占 $70\%\sim80\%$,如对侧血流紊乱缺血时,也可表现异常;因盗血现象,有时一侧大脑半球的动静脉畸形可表现出双侧脑电图异常;深部小的血管畸形所致的癫痫用立体脑电图可描记出准确的癫痫灶。脑电图异常主要表现为局限性的不正常活动,包括 $\alpha$ 节律的减少或消失,波率减慢,波幅降低,有时出现弥散性 $\theta$ 波,与脑萎缩或脑退行性改变的脑电图相似;脑内血肿者可出现局灶性 $\beta$ 波;幕下动静脉畸形可表现为不规则的慢波;约一半有癫痫病史的患者表现有癫痫波形。

#### 3.核素扫描

一般用 $^{99m}$Tc或 Hg 作闪烁扫描连续摄像,$90\%\sim95\%$ 的幕上动静脉畸形出现阳性结果,可做定位诊断。直径在 2 mm 以下的动静脉畸形不易发现。

### (六)影像学检查

#### 1.头颅 X 线平片

有异常发现者占 $22\%\sim40\%$,表现为病灶部位钙化斑、颅骨血管沟变深加宽等,颅底平片有时可见破裂孔或棘孔扩大。颅后窝动静脉畸形致梗阻性脑积水者可显示有颅内压增高的现象。出血后可见松果体钙化移位。

2.脑血管造影

蛛网膜下腔出血或自发性脑内血肿应进行脑血管造影或磁共振血管造影（MRA），顽固性癫痫及头痛提示有颅内动静脉畸形的可能，也应行脑血管造影或 MRA。通过造影可显示畸形血管团的部位、大小及其供血动脉有无动脉瘤和引流静脉数量、方向及有无静脉瘤样扩张，畸形团内有否伴有动静脉瘘及瘘口的大小，对血管畸形的诊断和治疗具有决定性的作用，但仍有约 11% 的患者因其病变为小型或隐型，或已被血肿破坏或为血栓所闭塞而不能被脑血管造影发现。

一般小的动静脉畸形进行一侧颈动脉造影或一侧椎动脉造影，可显示出其全部供血动脉及引流静脉；大的动静脉畸形应行双侧颈动脉及椎动脉造影，可以了解全部供血动脉、引流静脉和盗血情况，必要时可进行超选择性供血动脉造影以了解其血管结构和硬脑膜动脉供血情况。颞部动静脉畸形常接受大脑中动脉、后动脉及脉络膜前的供血，故该处的动静脉畸形应同时做颈动脉及椎动脉造影。额叶动静脉畸形常为双侧颈内动脉供血；顶叶者多为双侧颈内动脉及椎动脉系统供血，故应行全脑血管造影。实际上为了显示脑动静脉畸形的血流动力学改变，发现多发性病灶或其他共存血管性病变，对脑动静脉畸形患者均应进行全脑血管造影。三维脑血管造影能更清楚地显示动脉与回流静脉的位置，对指导术中夹闭病灶血管十分有利；数字减影血管造影可消除颅骨对脑血管的遮盖，能更清楚地显示出供血动脉与引流静脉及动静脉畸形的细微结构。三维数字减影血管造影能进行水平方向的旋转，具有较好的立体感，有利于周密地设计手术切除方案。该方法尤其适用于椎-基底动脉系统和硬脑膜动静脉畸形的观察，也可用于检查术后的血管分布情况及手术切除的程度。

脑动静脉畸形的脑动脉造影影像是最具特征性的。在动脉期摄片上可见到一团不规则的扭曲的血管团，有一根或数根粗大的供血动脉，引流静脉早期出现于动脉期摄片上，扭曲扩张导入颅内静脉窦。半数以上的动静脉畸形还可显示出深静脉和浅静脉的双向引流。病变远侧的脑动脉不充盈或充盈不良。如不伴有较大的脑内血肿，一般脑动静脉畸形不引起正常脑血管移位。因脑动静脉畸形的动脉血不经过毛细血管网而直接进入静脉系统，故经动脉注射造影剂后立刻就能见到引流静脉。由于大量的动静脉分流，使上矢状窦、直窦或横窦内血流大量淤积而使皮质静脉淤滞，造影剂可向两侧横窦或主要向一侧横窦引流。大的动静脉畸形常有一侧或两侧横窦管径的扩大；脑膜或脑膜脑动静脉畸形，横窦扩大甚至可扩大几倍；脑动静脉畸形的血管管壁薄，在血流的压力下易于扩张，引流静脉扩张最明显，甚至局部可形成静脉瘤，静脉窦也有极度扩大。

在超选择性血管造影见到畸形血管的结构：①动脉直接输入血管团；②动脉发出分支输入病灶；③与血流有关的动脉扩张形成动脉瘤；④不在动静脉畸形供血动脉上的动脉瘤；⑤动静脉瘘；⑥病灶内的动脉扩张形成动脉瘤；⑦病灶内的静脉扩张形成静脉瘤；⑧引流静脉扩张。

### 3.CT 扫描

虽然不像血管造影能显示病变的全貌，但可同时显示脑组织和脑室的改变，亦可显示血肿的情况，有利于发现较小的病灶和定位诊断。无血肿者 CT 平扫表现出团状聚集或弥漫分布的蜿蜒状及点状密度增高影，其间为正常脑密度或小囊状低密度灶，增强后轻度密度增高的影像则更清楚；病灶中高密度处通常是局灶性胶质增生、新近的出血、血管内血栓形成或钙化所引起；病灶中的低密度表示小的血肿吸收或脑梗死后所遗留的空腔、含铁血黄素沉积等；病灶周围可有脑沟扩大等局限性脑萎缩的表现，颅后窝可有脑积水现象。有血肿者脑室可受压移位，如出血破入脑室则脑室内呈高密度影像；新鲜血肿可掩盖血管畸形的影像而难以辨认，应注意观察血肿旁的病变影像与血肿的均匀高密度影像不同，有时血肿附近呈现蜿蜒状轻微高密度影，提示可能有动静脉畸形；也有报道血肿边缘呈弧形凹入或尖角形为动静脉畸形血肿的特征。血肿周围表现出程度不同的脑水肿；动静脉畸形引起的蛛网膜下腔出血，血液通常聚集在病灶附近的脑池。如不行手术清除血肿，经 1～2 个月后血肿自行吸收而形成低密度的囊腔。

### 4.MRI 及 MRA

MRI 对动静脉畸形的诊断具有绝对的准确性，对畸形的供血动脉、血管团、引流静脉、出血、占位效应、病灶与功能区的关系均能明确显示，即使是隐性脑动静脉畸形往往也能显示出来。主要表现是圆形曲线状、蜂窝状或葡萄状血管流空低信号影，即动静脉畸形中的快速血流在 MRI 影像中显示为无信号影，而病变的血管团、供血动脉和引流静脉清楚地显示为黑色。

动静脉畸形的高速血流血管在磁共振影像的 $T_1$ 加权像和 $T_2$ 加权像上都表现为黑色，回流静脉因血流缓慢在 $T_1$ 加权像表现为低信号，在 $T_2$ 加权像表现为高信号；畸形血管内有血栓形成时，$T_1$ 和 $T_2$ 加权像都表现为白色的高信号，有颅内出血时也表现为高信号，随着出血时间的延长 $T_1$ 加权像上信号逐渐变成等或低信号，$T_2$ 加权像上仍为高信号；钙化部位 $T_1$ 和 $T_2$ 加权像上看不到或是低信号。磁共振血管造影不用任何血管造影剂便能显示脑的正常和异常血管、出血及缺血等，能通过电子计算机组合出全脑立体化的血管影像，对蛛网膜下腔出血的患者是否进行脑血管造影提供了方便。

### 5.经颅多普勒超声(TCD)

经颅多普勒超声是运用定向微调脉冲式多普勒探头直接记录颅内一定深度血管内血流的脉波,经微机分析处理后计算出相应血管血流波形及收缩期血流速度、舒张期血流速度、平均血流速度及脉搏指数。通过颞部探测大脑中动脉、颈内动脉末端、大脑前动脉及大脑后动脉;通过枕骨大孔探测椎动脉、基底动脉和小脑后下动脉;通过眼部探测眼动脉及颈内动脉虹吸部。正常人脑动脉血流速度从快到慢的排列顺序是大脑中动脉、大脑前动脉、颈内动脉、基底动脉、大脑后动脉、椎动脉、眼动脉、小脑后下动脉。随着年龄的增长血流速度减慢;脑的一侧半球有病变则两个半球的血流速度有明显差异,血管痉挛时血流速度加快,血管闭塞时血流速度减慢,动静脉畸形时供血动脉的血流速度加快。术中利用多普勒超声帮助确定血流方向和动静脉畸形血管结构类型,区分动静脉畸形的流入和流出血管,深部动静脉畸形的定位,动态监测动静脉畸形输入动脉的阻断效果和其血流动力学变化,有助于避免术中因血流动力学变化所引起的正常灌注压突破综合征等并发症。经颅多普勒超声与 CT 扫描或磁共振影像结合有助于脑动静脉畸形的诊断。

**(七)诊断与鉴别诊断**

### 1.诊断

年轻人有突然自发性颅内出血者多应考虑此病,尤其具有反复发作性头痛和癫痫病史者更应高度怀疑脑动静脉畸形的可能;听到颅内血管杂音而无颈内动脉海绵窦瘘症状者,大多可确定为此病。CT 扫描和经颅多普勒超声可提示此病,协助确诊和分类,而选择性全脑血管造影和磁共振成像是明确诊断和研究本病的最可靠依据。

### 2.应注意与下列疾病相鉴别

(1)海绵状血管瘤:是年轻人反复发生蛛网膜下腔出血的常见原因之一,出血前无任何症状和体征,出血后脑血管造影也无异常影像,CT 扫描图像可显示有蜂窝状的不同密度区,其间杂有钙化灶,增强后病变区密度可略有增高,周围组织有轻度水肿,但较少有占位征象,见不到增粗的供血动脉或扩大而早期显影的引流静脉。磁共振影像的典型表现为 $T_2$ 加权像上病灶呈现网状或斑点状混杂信号或高信号,其周围有一均匀的为含铁血黄素沉积所致的环形低信号区,可与脑动静脉畸形做出鉴别。

(2)血供丰富的胶质瘤:因可并发颅内出血,故须与脑动静脉畸形鉴别。该病为恶性病变,病情发展快、病程短,出血前已有神经功能缺失和颅内压增高的症状；出血后症状迅速加重，即使在出血不明显的情况下，神经功能障碍的症状也很明显，并日趋恶化。脑血管造影中虽可见有动静脉之间的交通与早期出现的静脉，但异常血管染色淡、管径粗细不等，没有增粗的供血动脉，引流静脉也不扩张迂曲，有较明显的占位征象。

(3)转移癌：绒毛膜上皮癌、黑色素瘤等常有蛛网膜下腔出血，脑血管造影中可见有丰富的血管团，有时也可见早期静脉，易与脑动静脉畸形混淆。但血管团常不如动静脉畸形那么成熟，多呈不规则的血窦样，病灶周围水肿明显且常伴有血管移位等占位征象。转移癌患者多数年龄较大，病程进展快。常可在身体其他部位找到原发肿瘤，以作鉴别。

(4)脑膜瘤：有丰富血供的血管母细胞性脑膜瘤的患者，有抽搐、头痛及颅内压增高的症状。脑血管造影可见不正常的血管团，其中夹杂有早期的静脉及动静脉瘘成分，但脑膜瘤占位迹象明显，一般没有增粗的供血动脉及迂曲扩张的引流静脉，供血动脉呈环状包绕于瘤的周围。CT扫描图像可显示明显增强的肿瘤，边界清楚，紧贴于颅骨内面，与硬脑膜黏着，表面颅骨有被侵蚀现象。

(5)血管网状细胞瘤：好发于颅后窝、小脑半球内，其血供丰富易出血，须与颅后窝动静脉畸形鉴别。血管网状细胞瘤多呈囊性，瘤结节较小位于囊壁上。脑血管造影中有时可见扩张的供血动脉和扩大的引流静脉，但较少见动静脉畸形那样明显的血管团。供血动脉多围绕在瘤的周围。CT扫描图像可显示有低密度的囊性病变，增强的肿瘤结节位于囊壁的一侧，可与动静脉畸形区别。但巨大的实质性的血管网状细胞瘤鉴别有时比较困难。血管网状细胞瘤有时可伴有血红细胞增多症及血红蛋白的异常增高，在动-静脉畸形中从不见此种情况。

(6)颅内动脉瘤：是引起蛛网膜下腔出血的常见原因，其严重程度大于动-静脉畸形的出血，发病年龄较大，从影像学上很容易鉴别。应注意有时动-静脉畸形和颅内动脉瘤常并存。

(7)静脉性脑血管畸形：常引起蛛网膜下腔出血或脑室出血，有时有颅内压增高的征象。有时在四叠体部位或第四脑室附近可阻塞导水管或第四脑室而引起阻塞性脑积水。在脑血管造影中没有明显的畸形血管团显示，仅可见一根增粗的静脉带有若干分支，状似伞形样。CT扫描图像可显示能增强的低密度病变，结合脑血管造影可做出鉴别诊断。

(8)Moyamoya病(烟雾病)：症状与动静脉畸形类似。脑血管造影的特点是可见颈内动脉和大脑前、中动脉起始部有狭窄或闭塞，大脑前、后动脉有逆流现象，脑底部有异常血管网，有时椎-基底动脉系统也可出现类似现象，没有早期显影的扩大的回流静脉,可与动静脉畸形鉴别。

### (八)治疗

脑动静脉畸形的治疗目标是使动静脉畸形完全消失并保留神经功能。治疗方法有显微手术、血管内栓塞、放疗,各有其特定的适应证,相互结合可以弥补各自的不足,综合治疗是治疗动静脉畸形的趋势。综合治疗可分为:①栓塞(或放疗)+手术;②栓塞(或手术)+放疗;③栓塞+手术+放疗;不适合手术者可行非手术疗法。

**1.手术治疗**

(1)脑动静脉畸形全切除术:仍是最合理的根治方法,即杜绝了出血的后患,又除去了脑盗血的根源,应作为首选的治疗方案。适用于1~3级的脑动静脉畸形,对于4级者因切除的危险性太大,不宜采用,3级与4级间的病例应根据具体情况决定。

(2)供血动脉结扎术:适用于3~4级和4级脑动静脉畸形及其他不能手术切除但经常反复出血者。可使供血减少,脑动静脉畸形内的血流减慢,增加自行血栓形成的机会,并减少盗血量。但因这种手术方式没有完全消除动静脉之间的沟通点,所以在防止出血及减少盗血方面的疗效不如手术切除方式,只能作为一种姑息性手术或作为巨大脑动静脉畸形切除术中的前驱性手术时应用。

**2.血管内栓塞**

由于栓塞材料的完善及介入神经放射学的不断发展,血管内栓塞已成为治疗动静脉畸形的重要手段。对于大型高血流量的脑动静脉畸形;部分深在的重要功能区的脑动静脉畸形;供血动脉伴有动脉瘤;畸形团引流静脉细小屈曲使引流不畅,出血可能性大;高血流量动静脉畸形伴有静脉瘘,且瘘口较多或较大者,均可实施血管内栓塞的治疗。栓塞方法可以单独应用,也可与手术切除及其他方法合用。

**3.立体定向放疗**

立体定向放疗是在立体定向手术基础上发展起来的一种新的治疗方法。该方法利用先进的立体定向技术和计算机系统,对颅内靶点使用1次大剂量窄束电离射线,从多方向、多角度精确地聚集于靶点上,引起放射生物学反应而达到治疗疾病的目的。因不用开颅,又称为非侵入性治疗方法。常用的方法有 γ-刀、X-刀和直线加速器。立体定向放疗的适用于:①年老体弱合并有心、肝、肺、肾等其他脏器疾病,凝血机制障碍,不能耐受全麻开颅手术;②动静脉畸形直径＜3 cm;③病变位于丘脑、基底节、边缘系统和脑干等重要功能区不宜手术,或位于脑深部难以手术的小型动静脉畸形;④仅有癫痫、头痛或无症状的动静脉畸形;⑤手术切除后残留的小部分畸形血管;⑥栓塞治疗失败或栓塞后的残余部分。

4.综合治疗

(1)血管内栓塞治疗后的显微手术治疗(栓塞+手术)。手术前进行血管内栓塞有如下优点:①可使畸形团范围缩小,血流减少,盗血程度减轻,术中出血少,易分离,利于手术切除;②可消除动静脉畸形深部供血动脉和在手术中较难控制的深穿支动脉,使一部分认为难以手术的病例能进行手术治疗;③对并发畸形团内动脉瘤反复出血者,能闭塞动脉瘤,防止再出血;④对大型动静脉畸形伴有顽固性癫痫或进行性神经功能障碍者有较好的控制作用;⑤术前分次栓塞可预防术中及术后发生正常灌注压突破(NPPB)。采用术前栓塞可明显提高治愈率,降低致残率和病死率。一般认为栓塞后最佳手术时机是最后1次栓塞后1~2周,也有报道对大型动静脉畸形采用分次栓塞并且在最后一次栓塞的同时开始手术。

(2)放疗后的显微手术治疗(放疗+手术)。术前进行放疗的优点:①放疗后可形成血栓,体积缩小,使残余动静脉畸形易于切除;②放疗后动静脉畸形血管减少,术中出血少,易于操作,改善手术预后;③放疗后可把大型复杂的动静脉畸形转化成较简单的动静脉畸形,易于手术,提高成功率;④放疗可闭塞难以栓塞的小血管,留下大的动静脉瘘可采用手术和/或栓塞治疗。

(3)血管内治疗后的放疗(栓塞+放疗)。放疗前栓塞的优点:①使动静脉畸形范围缩小,从而减少放射剂量,减轻放疗的边缘效应且不增加出血的危险;②可闭塞并发的动脉瘤,减少了放疗观察期间和动静脉畸形血栓形成期间再出血的概率;③可闭塞对放疗不敏感的动静脉畸形伴发的大动静脉瘘。

(4)显微手术后的放疗(手术+放疗)。对大型复杂的动静脉畸形可先行手术切除位于浅表的动静脉畸形,然后再对深部、功能区的动静脉畸形进行放疗,可提高其治愈率,并可防止一次性切除巨大动静脉畸形发生的正常灌注压突破。

(5)栓塞+手术+放疗的联合治疗。对依靠栓塞和(或)手术不能治愈的动静脉畸形可用联合治疗的方法。

5.自然发展

如对动静脉畸形不给予治疗,其发展趋势有以下几种。

(1)自行消失或缩小:该情况极为罕见,多因自发血栓形成使动静脉畸形逐渐缩小。主要见于年龄大、病灶小、单支或少数动脉供血的动静脉畸形,但无法预测哪一个病例能有此归宿,故仍须施行适合的治疗方法。

(2)保持相对稳定:动静脉畸形在一段时间内不增大也不缩小,临床上亦无症状,但在若干年后仍破裂出血。

(3)不再显影:第一次出血恢复后不再发生出血,脑血管造影也不显影。主要由于动静脉畸形小,出血引起局部组织坏死使动静脉畸形本身破坏,或是颅内血肿压迫使畸形区血流减少,导致广泛性血栓形成而致。

(4)增大并反复破裂出血:这是最常见的一种结局。随着脑盗血量的不断增多,动静脉畸形逐渐增大并反复出血,增加致残率和病死率。一般认为30岁以下年轻患者的动静脉畸形易于增大,故应手术切除,一方面可预防动静脉畸形破裂,另一方面可预防其进行性增大所导致的神经功能损害,更重要的是不会失去手术治疗的机会,因为病灶增大使那些原本能手术切除的动静脉畸形变得不能切除了。

**二、硬脑膜动静脉畸形**

硬脑膜动静脉畸形是指单纯硬脑膜血管,包括供血动脉、畸形团和引流静脉异常,多与硬脑膜动静脉瘘同时存在,常侵犯侧窦(横窦及乙状窦)和海绵窦,也有位于直窦区者。约占颅内动静脉畸形的12%。硬脑膜动静脉畸形可分为两种,即静脉窦内动静脉畸形和静脉窦外动静脉畸形,以第一种多见。

**(一)病因及发病机制**

可能与以下因素有关:①体内雌激素水平改变。致使血管弹性降低,脆性增加,扩张迂曲,由于血流的冲击而容易形成畸形血管团,所以女性发病率高。②静脉窦炎及血栓形成。正常情况下脑膜动脉终止于窦壁附近,发出许多极细的分支营养窦壁硬膜并与静脉有极为丰富的网状交通,当发生静脉窦炎和形成血栓时,静脉回流受阻,窦内压力增高,可促使网状交通开放而形成硬脑膜动静脉畸形。③外伤、创伤、感染。颅脑外伤、开颅手术创伤、颅内感染等,可致静脉窦内血栓形成,发展成硬脑膜动静脉畸形或是损伤静脉窦附近的动脉及静脉,造成动静脉瘘。④先天性因素。血管肌纤维发育不良,血管弹性低易扩张屈曲形成畸形团。有学者报道,在妊娠5~7周时子宫内环境出现损害性改变,可致结缔组织退变造成起源血管异常而发生硬脑膜动静脉畸形。

**(二)临床表现**

**1.搏动性耳鸣及颅内血管杂音**

血管杂音与脉搏同步,呈轰鸣声。病灶接近岩骨时搏动性耳鸣最常见,与乙状窦和横窦有关的颅后窝硬脑膜动静脉畸形的患者约 70% 有耳鸣,与海绵窦有关的硬脑膜动静脉畸形中,耳鸣约占 42%。有耳鸣的患者中约 40% 可听到杂音,瘘口小、血流量大者杂音大。

2.颅内出血

颅内出血占 43%~74%,多由粗大迂曲壁薄的引流静脉破裂所致,尤其是扩张的软脑膜静脉。颅前窝及小脑幕的动静脉畸形常引流到硬脑膜下的静脉,易发生出血,可形成蛛网膜下腔出血、硬脑膜下出血、脑内血肿。

3.头痛

多为钝痛或偏头痛,也有持续性剧烈的搏动性头痛者,在活动、体位变化或血压升高时加重。海绵窦后下方区的硬脑膜动静脉畸形尚可引起三叉神经痛。其原因主要有:①静脉回流受阻、静脉窦压力增高、脑脊液循环不畅使颅内压增高;②扩张的硬脑膜动静脉对硬脑膜的刺激;③小量硬脑膜下或蛛网膜下出血刺激脑膜;④病变压迫三叉神经半月节;⑤向皮质静脉引流时脑血管被牵拉。

4.颅内压增高

其原因:①动静脉短路使静脉窦压力增高,脑脊液吸收障碍和脑脊液压力增高;②反复少量的出血造成脑膜激发性反应;③静脉窦血栓形成造成静脉窦内压力增高;④曲张的静脉压迫脑脊液循环通路,约 4% 的患者有梗阻性脑积水,有 3% 的患者有视盘水肿和继发性视神经萎缩。

5.神经功能障碍

受累的脑组织部位不同其表现各异,主要有言语、运动、感觉、精神和视野障碍,有癫痫、眩晕、共济失调、抽搐、半侧面肌痉挛、小脑或脑干等症状。

6.脊髓功能障碍

脊髓功能障碍发生率低,约为 6%。颅后窝,尤其是天幕和枕大孔区的病变可引流入脊髓的髓周静脉网,引起椎管内静脉压升高,产生进行性脊髓缺血病变。

(三)影像学检查

1.头颅 X 线平片

有的患者可见颅骨上血管压迹增宽,脑膜中动脉的增宽占 29%。颅底位可见棘孔增大,有时病变表面的颅骨可以增生。

2.脑血管造影

表现为脑膜动脉与静脉窦之间异常的动静脉短路。供血动脉常呈扩张,使在正常情况下不显影的动脉,如天幕动脉等也能显示。病变位于颅前窝,其供血动脉为硬脑膜动脉及眼动脉之分支筛前动脉;病变位于颅中窝海绵窦附近,供血动脉可来自脑膜中动脉、咽升动脉、颞浅动脉、脑膜垂体干前支,静脉引流至海绵窦;病变位于横窦或乙状窦附近,供血动脉可来自脑膜垂体干,椎动脉硬脑膜分支、枕动脉、脑膜中动脉及咽升动脉,静脉引流至横窦或乙状窦。引流静脉有不同程度的扩张,严重者呈静脉曲张和动脉瘤样改变,一般引流静脉顺流入邻近的静脉窦,当静脉窦内压力增高后,可见逆行性软脑膜静脉引流,有时不经静脉窦直接引流,直接引流入软脑膜静脉,个别者可进入髓周的静脉网。引流静脉或静脉窦常在动脉期显影,但较正常的循环时间长。常伴有静脉窦血栓形成。对有进行性脊髓病变的患者,如脊髓磁共振影像和椎管造影见髓周静脉扩张,而脊髓血管造影阴性,应进行脑血管造影以排除有颅内动静脉畸形引起的髓周静脉所致。硬脑膜动静脉畸形者脑血管造影的表现,有 3 个特点:①软脑膜静脉逆行引流;②引流静脉呈动脉瘤样扩张;③向 Galen 静脉引流时,明显增粗迂曲。

3.CT 扫描

CT 扫描可见白质中异常的低密度影是静脉压增高引起的脑水肿;有交通性或阻塞性脑积水;出血者可见蛛网膜下腔出血、脑内或硬脑膜下血肿;静脉窦扩张。增强后 CT 可见扩张的引流静脉所致的斑片或蠕虫样血管影;有时可见动脉瘤样扩张;脑膜异常增强。三维 CT 血管造影可显示异常增粗的供血动脉和扩张的引流静脉及静脉窦,但对瘘口和细小的供血动脉不能显示。

4.磁共振影像

可显示脑水肿、脑缺血、颅内出血、脑积水等改变,可显示 CT 不能显示的静脉窦血栓形成、闭塞、血流增加等。

(四)诊断

选择性脑血管造影是目前确诊和研究该病的唯一可靠手段。选择性颈内动脉和椎动脉造影,可以除外脑动静脉畸形,并确认动脉的脑膜支参与供血的情况;颈外动脉超选择造影可显示脑膜的供血动脉及畸形团的情况,以寻找最佳治疗方法和手术途径;可了解引流静脉及其方向、畸形团大小、有无动静脉瘘和脑循环紊乱情况等。常见部位硬脑膜动静脉畸形有如下几种。

1.横窦-乙状窦区硬脑膜动静脉畸形

以耳鸣、颅内杂音和头痛最为常见,其次是颅内出血和神经功能障碍,如视力障碍、运动障碍、癫痫、眩晕、脑积水等。其供血动脉主要是来自枕动脉脑膜支、脑膜中动脉后颞枕支、咽升动脉的神经脑膜支和耳后动脉,其次是颈内动脉的天幕动脉和椎动脉的脑膜后动脉,偶尔锁骨下动脉的颈部分支也参与供血。

静脉引流是经过硬膜窦或软脑膜血管,大多数患者伴有静脉窦血栓。

### 2.海绵状区硬脑膜动静脉畸形

以眼部症状、耳鸣和血管杂音最为常见。可有眼压升高、复视、眼肌麻痹、视力减低、突眼、视盘水肿和视网膜剥离。有时引流静脉经冠状静脉或海绵间窦进入对侧海绵窦,可使对侧眼上静脉扩张,表现为双眼结膜充血,如患侧眼上静脉有血栓形成,可使患侧眼球正常而对侧眼球充血。其供血主要来自颈外动脉,包括颈内动脉的圆孔动脉、脑膜中动脉及咽升动脉神经脑膜干的斜坡分支,也可来自颈内动脉的脑膜垂体干和下外侧干。静脉引流入海绵窦,软脑膜静脉引流较少见,约占10%。

### 3.颅前窝底硬脑膜动静脉畸形

颅前窝底硬脑膜动静脉畸形很少见。临床症状以颅内出血最常见,常形成额叶内侧脑内血肿,尚有眼部症状,由于眼静脉回流障碍变粗,出现突眼、球结膜充血、眼压增高、视野缺损和眼球活动障碍;如果病灶破坏嗅沟骨质,破裂后进入鼻腔,可有癫痫和鼻出血的症状;亦常见耳鸣和血管杂音。其供血动脉主要是筛前、后动脉及其分支,其次是脑膜中动脉、颞浅动脉和颌内动脉等。

### 4.小脑幕缘区硬脑膜动静脉畸形

常见的症状是颅内出血、脑干和小脑症状及阻塞性脑积水,有的患者因髓周静脉压力高而产生脊髓症状,少见耳鸣和颅内杂音。其供血动脉主要是脑膜垂体干的分支天幕动脉、颈外动脉的脑膜中动脉和枕动脉;此外还有大脑后动脉天幕支、小脑上动脉天幕支、脑膜后动脉、咽升动脉、脑膜副动脉、颈外动脉下外侧干也参与供血。引流静脉多为软脑膜静脉,也可经 Galen 静脉、脑桥静脉和基底静脉引流,部分可引流入髓周静脉网。约57%的软脑膜静脉发生瘤样扩张。

### 5.上矢状窦和大脑凸面区硬脑膜动静脉畸形

很少见,常见症状是头痛,其次是颅内出血,也可有失明、失语、癫痫、杂音、偏瘫等症状。主要供血动脉是脑膜中动脉、枕动脉和颞浅动脉的骨穿支,眼动脉和椎动脉的脑膜支。经软脑膜静脉引流进入上矢状窦,引流静脉大多有曲张。

### (五)治疗

硬脑膜动静脉畸形的治疗原则是永久、完全地闭塞动静脉瘘口,目前尚无理想的方法处理所有的病变。常用的治疗方法有保守治疗、颈动脉压迫、血管内治疗、手术切除、放疗及联合治疗。

### 1.保守观察或颈动脉压迫法

病变早期再出血率较低、症状轻、畸形团较小者,可行保守治疗,轻者可自愈。也可应用颈动脉压迫法,以促进血栓形成。压迫方法是用手或简单的器械压迫患侧颈总动脉,30分/次,3周可见效。压迫期间注意观察有无脑缺血引起的偏瘫及意识障碍。

2.血管内治疗

血管内栓塞已成为主要的治疗途径,除颅前窝底区病变外,所有部位的硬脑膜动静脉畸形都可应用血管内栓塞方法治疗。栓塞途径有经动脉栓塞、经静脉栓塞和联合动静脉栓塞。经动脉栓塞适用于以颈外动脉供血为主,供血动脉与颈内动脉、椎动脉之间无危险吻合,或虽有危险吻合,但用超选择性插管可避开;颈内动脉或椎动脉的脑膜支供血,应用超选择性插管可避开正常脑组织的供血动脉,也可经动脉栓塞。经静脉栓塞的适应证是对窦壁附近硬脑膜动静脉畸形伴有多发动静脉瘘,动脉内治疗无效者;静脉窦阻塞且不参与正常脑组织引流者。

3.手术切除

适用于有颅内血肿者;病变伴有软脑膜静脉引流或已形成动脉瘤样扩张,有破裂可能者;有颈内动脉和椎动脉颅内分支供血者;硬脑膜动静脉瘘和脑动静脉畸形共存者。开颅翻开骨瓣时要十分小心,因在头皮、颅骨及硬脑膜间有广泛异常的血管,或是硬脑膜上充满了动脉化的静脉血管,撕破后可引起大出血。常用的手术方法如下。①引流静脉切除术:适用于病变不能完全切除或病变对侧伴有主要引流静脉狭窄时;②畸形病变切除术:适用于颅前窝底、天幕等部位的硬脑膜动静脉畸形;③静脉窦切除术:适用于横窦-乙状窦区术,且静脉窦已闭塞者;④静脉窦孤立术;⑤静脉窦骨架术等。

4.放疗

常规放疗及立体定向放疗仅作为栓塞或手术后的辅助治疗,或用于手术或栓塞有禁忌或风险较大者;畸形团较小也可用放疗,放疗可引起血管团内皮细胞坏死、脱落、增生等炎症反应,使管壁增厚闭塞。

5.联合治疗

硬脑膜动静脉畸形的供血常很复杂,有时单一的治疗方法很难达到目的,可采用联合治疗方法,如栓塞+手术、栓塞+放疗、手术+放疗等。

6.其他方法

包括颈外动脉注入雌激素使血管闭塞及受累静脉窦的电血栓形成。

**三、海绵状血管瘤**

海绵状血管瘤是由众多结构异常的薄壁血管窦聚集构成的团状病灶,也称海绵状血管畸形。可发生在中枢神经系统任何部位,但以大脑半球为最多见,72%～78%位于幕上,其中75%以上在大脑半球表面;20%左右位于幕下,7%～23%位于基底结、中脑及丘脑等深部结构;位于脑室系统者占3.5%～14%;也有位于脊髓的报道。在医学影像学应用之前,对该病的认识是在出现并发症而手术或尸检时发现。其发病率较低,可见于任何年龄,文献中报道,最小者是4个月,最大者是84岁,以20～40岁多见,无明显性别差异。海绵状血管瘤多数为多发,基因学和临床研究提示该病有家族史,并且家族性患者更易出现多发病灶,也可与其他类型的脑血管畸形同时存在。

**(一)病理**

海绵状血管瘤外观呈紫红色,为圆形或分叶状血管团,剖面呈海绵状或蜂窝状,血管壁无平滑肌或弹力组织,由单层内皮细胞组成,多数有包膜。病灶内可含有新旧出血、血栓、钙化或胶原间质,不含脑组织,有时病灶周边可呈分叶状突入邻近脑组织内,病灶周围脑实质常有含铁血黄素沉积、巨噬细胞浸润和胶质增生;少数可能有小的低血流供血动脉和引流静脉。病灶大小为0.3～4.0cm,也有报道其直径大于10cm者。病灶大小可在很长时间内无变化,但也有报道病灶随时间而增大,并可能与病灶出血、血栓、钙化和囊肿有关。

**(二)临床表现**

1.癫痫

癫痫是病灶位于幕上患者最常见的症状,发生率约为62%。病灶位于颞叶、伴钙化或严重含铁血黄素沉积者癫痫发生率较高。有报道估计,单发海绵状血管瘤的癫痫发生率为1.51%,多发者为2.48%。各种癫痫类型都可出现。癫痫的发病原因多认为是由于病灶出血、栓塞和红细胞溶解,造成周围脑实质内含铁血黄素沉积和胶质增生,对正常脑组织产生机械或化学刺激而形成癫痫灶所致。

2.出血

几乎所有的海绵状血管瘤病灶均伴亚临床微出血,有明显临床症状的出血相对较少,为8%～37%。幕下病灶、女性尤其孕妇、儿童和既往有出血史者有相对高的出血率。首次明显出血后再出血的概率明显增加,每人年出血率为4.5%,无出血者每人年出血率仅为0.6%,总的来看,每人年出血率为0.7%～1.1%。出血可局限在病灶内,但一般多在海绵状血管瘤周围脑实质内,少数可破入蛛网膜下腔或脑室内,可有头痛、昏迷或偏瘫。与脑动静脉畸形比较,海绵状血管瘤的出血多不严重,很少危及生命。

3.局灶性神经症状

常表现为急性或进行性神经缺失症状,占16%～45.6%。位于颅中窝的病灶,向前可侵犯颅前窝,向后侵犯岩骨及颅后窝,向内可侵犯海绵窦、下丘脑、垂体和视神经,表现有头痛、动眼神经麻痹、展神经麻痹、三叉神经麻痹、视力减退和眼球突出等前组脑神经损伤的症状。患者可有肥胖、闭经、泌乳或多饮多尿等下丘脑和垂体损害的症状。

4.头痛

头痛不多见,主要因出血引起。

5.无临床症状

无任何临床症状或仅有轻度头痛,据近年的磁共振扫描统计,无症状的海绵状血管瘤占总数的11%～14%,部分无症状者可发展为有症状的病变,Robinson等报道40%的无症状患者在半年至2年后发展为有症状的海绵状血管瘤。

**(三)影像学检查**

1.颅骨X线平片

颅骨X线平片表现为病灶附近骨质破坏,无骨质增生现象。可有颅中窝底骨质吸收、蝶鞍扩大、岩骨尖骨质吸收及内听道扩大等;也有高颅压征象;部分病灶有钙化点,常见于脑内病灶。

2.脑血管造影

由于海绵状血管瘤的组织病理特点,血管造影很难发现该病,可能与病灶内供血动脉细小血流速度慢、血管腔内血栓形成及病灶内血管床太大、血流缓慢使造影剂被稀释有关。多表现为无特征的血管病变,动脉相很少能见到供血动脉和病理血管;静脉相或窦相可见病灶部分染色。如果缓慢注射造影剂使动脉内造影剂停留的时间延长,可增强病变血管的染色而发现海绵状血管瘤。颅中窝底硬脑膜外的海绵状血管瘤常有明显的染色,很像是一个脑膜瘤,但从影像学特点分析,脑膜瘤在脑血管造影动脉期可早染色及可见供血动脉,有硬脑膜血管和头皮血管增多、扩张。

3.CT扫描

脑外病灶平扫时表现为边界清楚的圆形或椭圆形等密度或高密度影,也可呈混杂密度影。有轻度增强效应,有时可见环状强化,周围无水肿。脑内病变多显示为边界清楚的不均匀高密度影,常有钙化斑注射对比剂后有轻度增强或不增强。如病灶较小或等密度可漏诊。在诊断海绵状血管瘤上CT扫描的敏感性和特异性低,不如磁共振成像。

### 4.MRI

具有较高的敏感性和特异性,是目前确诊和评估海绵状血管瘤的最佳检查方法。典型的表现是在 $T_2$ 加权像上有不均一高强度信号病灶,周围伴有低密度信号环,应用顺磁性造影剂后,病灶中央部分有强化效应,病灶周围无明显水肿,也无大的供血或引流血管。当伴有急性或亚急性出血时,显示出均匀高信号影。如有反复多次出血,则病灶周围的低信号环随时间而逐渐增宽。应该注意的是有时海绵状血管瘤与脑动静脉畸形在鉴别诊断上很困难,一些磁共振影像上表现得非常典型的海绵状血管瘤病灶,实际上是栓塞的脑动静脉畸形或是具有海绵状血管瘤与脑动静脉畸形混合性病理特征的脑血管畸形。Zimmerman 等指出,海绵状血管瘤的出血一般不进入脑室或蛛网膜下腔,而隐匿性或小的脑动静脉畸形的出血常进入脑脊液循环系统。因为真正的脑动静脉畸形无包膜,出血常向阻力最小的方向突破而进入脑脊液,海绵状血管瘤出血常进入病灶中的血管窦腔内而不进入周围的脑组织或脑室系统,仔细观察出血的情况有助于诊断。

### (四)治疗

#### 1.保守治疗

适用于偶然发现的无症状的患者;有出血但出血量较少不引起严重神经功能障碍者;仅发生过 1 次出血,且病灶位于深部或重要功能区,手术风险大者;以癫痫发作为主,用药能控制者;不能确定多发灶中是哪个病灶引起症状者以及年龄大体质弱者。在保守期间应注意症状及病灶的变化情况。

#### 2.手术切除

手术指征是有明显出血;有显著性局灶性神经功能缺失症状;药物不能控制的顽固性癫痫;单发的无症状的年轻患者,或是准备妊娠的青年女性,其病灶位置表浅或是在非重要功能区者。

#### 3.放疗

应用 γ-刀或 χ-刀治疗,可使病灶缩小和减少血供,但易出现放射性脑损伤的并发症。目前仅限于手术难于切除的或位于重要功能区的有明显症状者,并应适当减少周边剂量以防止放射性脑损伤。

# 第三章

# 心外科疾病

## 第一节　二尖瓣狭窄

### 一、病因与病理

#### (一)风湿热

虽然近几十年来风湿性心脏瓣膜病的发生率逐年降低,但仍是临床上二尖瓣狭窄(mitral stenosis,MS)的常见病因。风湿性心脏病患者中约 25％为单纯二尖瓣狭窄,40％为二尖瓣狭窄并二尖瓣关闭不全。其中女性患者占 2/3。一般而言,从急性风湿热发作到形成重度二尖瓣狭窄,至少需 2 年,在温带气候大多数患者能保持十年以上的无症状期。风湿热反复多次发作者易罹患二尖瓣狭窄。

风湿性二尖瓣损害,早期病理变化为瓣膜交界处和基底部发生水肿、炎症及赘生物形成,随后由于纤维蛋白的沉积和纤维性变,发生瓣叶交界处粘连、融合、瓣膜增粗、硬化、钙化,腱索缩短并相互粘连,限制瓣膜的活动与开放,致使瓣口狭窄,与鱼嘴或钮孔相似。一般后瓣病变程度较前瓣重,后瓣显著增厚、变硬、钙化、缩短,甚至完全丧失活动能力,而前瓣仍能上下活动者并不罕见。

#### (二)二尖瓣环及环下区钙化

常见于老年人退行性变。尸检发现,50 岁以上人群中约 10％有二尖瓣环钙化,其中糖尿病患者尤为多见,女性比男性多 2～3 倍,超过 90 岁的女性患者二尖瓣环钙化率高达 40％以上。偶见于年轻人,可能与合并马方综合征(Maffan氏综合征)或钙代谢异常有关。

瓣环钙化可影响二尖瓣的正常启闭,引起狭窄和/或关闭不全。钙化通常局限于二尖瓣的瓣环处,多累及后瓣。然而,最近研究表明,老年人二尖瓣环钙化,其钙质沉着主要发生于二尖瓣环的前方及后方,而非真正的瓣环处,钙化延伸至膜部室间隔或希氏束及束支时,可引起心脏传导功能障碍。

### (三)先天性发育异常

单纯先天性二尖瓣狭窄甚为少见。

### (四)其他罕见病因

如结缔组织疾病、恶性类癌瘤、多发性骨髓瘤等。

## 二、病理生理

正常人二尖瓣开放时瓣口面积为 $4\sim6$ $cm^2$,当瓣口面积小于 $2.5$ $cm^2$ 时,才会出现不同程度的临床症状。临床上根据瓣口面积缩小程度不同,将二尖瓣狭窄分为轻度($2.5\sim1.5$ $cm^2$)、中度($1.5\sim1.0$ $cm^2$)、重度($<1.0$ $cm^2$)狭窄。根据二尖瓣狭窄程度和代偿状态分为如下 3 期(图 3-1)。

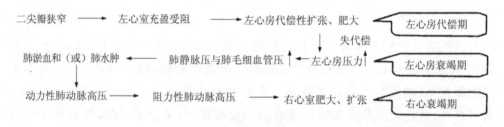

**图 3-1　二尖瓣狭窄血流动力学**

### (一)左心房代偿期

轻度二尖瓣狭窄时,只需在心室快速充盈期、心房收缩期存在压力梯度,血液便可由左心房充盈左心室。因此左心房发生代偿性扩张及肥大以增强收缩力,延缓左心房压力的升高。此期内,临床上可在心尖区闻及典型的舒张中、晚期递减型杂音,收缩期前增强(左心房收缩引起)。患者无症状,心功能完全代偿,但有二尖瓣狭窄的体征(心尖区舒张期杂音)和超声心动图改变。

### (二)左心房衰竭期

随着二尖瓣狭窄程度的加重,左心房代偿性扩张、肥大及收缩力增强难以克服瓣口狭窄所致血流动力学障碍时,房室压力梯度必须存在于整个心室舒张期,房室压力阶差在 $2.7$ kPa($20$ mmHg)以上,才能维持安静时心排血量,因此左心房压力升高。由于左心房与肺静脉之间无瓣膜存在,当左心房压力升至

3.3~4.0 kPa(25~30 mmHg)时,肺静脉与肺毛细血管压力亦升至 3.3~4.0 kPa (25~30 mmHg),超过血液胶体渗透压水平,引起肺毛细血管渗出。若肺毛细血管渗出速度超过肺淋巴管引流速度,可引起肺顺应性下降,发生呼吸功能障碍和低氧血症,同时,血浆及血细胞渗入肺泡内,可引起急性肺水肿,出现急性左心房衰竭表现。本期患者可出现劳力性呼吸困难,甚至端坐呼吸、夜间阵发性呼吸困难,听诊肺底可有湿啰音,胸部 X 线检查常有肺淤血和/或肺水肿征象。

### (三)右心力衰竭期

长期肺淤血可使肺顺应性下降。早期,由于肺静脉压力升高,可反射性引起肺小动脉痉挛、收缩,肺动脉被动性充血而致动力性肺动脉高压,尚可逆转。晚期,因肺小动脉长期收缩、缺氧,致内膜增生、中层肥厚,肺血管阻力进一步增高,加重肺动脉高压。肺动脉高压虽然对肺毛细血管起着保护作用,但明显增加了右心负荷,使右心室壁肥大、右心腔扩大,最终引起右心力衰竭。此时,肺淤血和左心房衰竭的症状反而减轻。

## 三、临床表现

### (一)症状

#### 1.呼吸困难和乏力

当二尖瓣狭窄进入左心房衰竭期时,可产生不同程度的呼吸困难和乏力,是二尖瓣狭窄的主要症状。前者为肺淤血所引起,后者是心排血量减少所致。早期仅在劳动、剧烈运动或用力时出现呼吸困难,休息即可缓解,常不引起患者注意。随狭窄程度的加重,日常生活甚至静息时也感气促,夜间喜高枕,甚至不能平卧,须采取半卧位或端坐呼吸,上述症状常因感染(尤其是呼吸道感染)、心动过速、情绪激动、心房颤动诱发或加剧。

#### 2.心悸

心慌和心前区不适是二尖瓣狭窄的常见早期症状。早期与偶发的房性期前收缩有关,后期发生心房颤动时心慌常是患者就诊的主要原因。自律性或折返活动引起的房性期前收缩,可刺激左心房易损期而引起心房颤动,由阵发性逐渐发展为持续性。而心房颤动又可引起心房肌的弥漫性萎缩。导致心房增大及不应期、传导速度的更加不一致,最终导致不可逆心房颤动。快心室率心房颤动时,心室舒张期缩短,左心室充盈减少,左心房压力升高,可诱发急性肺水肿的发生。

**3.胸痛**

15%的患者主诉胸痛,其产生原因:①心排血量下降,引起冠状动脉供血不足,或伴冠状动脉粥样硬化和/或冠状动脉栓塞;②右心室压力升高,冠状动脉灌注受阻,致右心室缺血;③肺动脉栓塞,常见于右心力衰竭患者。

**4.咯血**

咯血发生于10%的患者。二尖瓣狭窄并发的咯血有如下几种。

(1)突然出血,出血量大,有时称为肺卒中,却很少危及生命。因为大出血后,静脉压下降,出血可自动停止。此种咯血是由于突然升高的左心房和肺静脉压,传至薄而扩张的支气管静脉壁使其破裂所致,一般发生于病程早期。晚期,因肺动脉压力升高,肺循环血流量有所减少,该出血情况反而少见。

(2)痰中带血,二尖瓣狭窄患者,因支气管水肿罹患支气管炎的机会增多,若支气管黏膜下层微血管破裂,则痰中带有血丝。

(3)粉红色泡沫痰,急性肺水肿的特征性表现,是肺泡毛细血管破裂,血液、血浆与空气互相混合的缘故。

(4)暗红色血液痰,病程晚期,周围静脉血栓脱落引起肺栓塞时的表现。

**5.血栓栓塞**

左心房附壁血栓脱落引起动脉栓塞,是二尖瓣狭窄常见的并发症。在抗凝治疗和手术治疗时代前,二尖瓣病变患者中,约1/4死亡继发于栓塞,其中80%见于心房颤动患者。若为窦性心律,则应考虑一过性心房颤动及潜在感染性心内膜炎的可能。35岁以上的患者合并心房颤动,尤其伴有心排血量减少和左心耳扩大时是形成栓子的最危险时期,主张接受预防性抗凝治疗。

**6.吞咽困难、声嘶**

增大的左心房压迫食管,扩张的左肺动脉压迫左喉返神经所致。

**7.感染性心内膜炎**

增厚、钙化的瓣膜少发。

**8.其他**

肝大、体静脉压增高、水肿、腹水,均为重度二尖瓣狭窄伴肺血管阻力增高及右心力衰竭的症状。

**(二)体征**

重度二尖瓣狭窄患者常有"二尖瓣面容"——双颧呈绀红色。右心室肥大时,心前区可扪及抬举性搏动。

1.二尖瓣狭窄的心脏体征

(1)心尖冲动正常或不明显。

(2)心尖区 $S_1$ 亢进是二尖瓣狭窄的重要特点之一,二尖瓣狭窄时,左心房压力升高,舒张末期左心房室压力阶差仍较大,且左心室舒张期充盈量减少,二尖瓣前叶处于心室腔较低位置,心室收缩时,瓣叶突然快速关闭,可产生亢进的拍击样 $S_1$。$S_1$ 亢进且脆,说明二尖瓣前叶活动尚好,若 $S_1$ 亢进且闷,则提示前叶活动受限。

(3)开瓣音亦称二尖瓣开放拍击音,由二尖瓣瓣尖完成开放动作后瓣叶突然绷紧而引起,发生在二尖瓣穹隆进入左心室的运动突然停止之际。

(4)心尖部舒张中、晚期递减型隆隆样杂音,收缩期前增强,是诊断二尖瓣狭窄的重要体征。心室舒张二尖瓣开放的瞬间,左心房室压力梯度最大,产生杂音最响,随着左心房血液充盈到左心室,房室压力梯度逐渐变小,杂音响度亦逐渐减轻,最后左心房收缩将 $15\%\sim25\%$ 的血液灌注于左心室,产生杂音的收缩期前增强部分。心房颤动患者,杂音收缩期前增强部分消失。但据 Criley 氏报道,此时若左心房压力超过左心室压力 $1.3\ kPa(10\ mmHg)$ 或更高,则可有收缩期前增强部分。

二尖瓣狭窄的舒张期杂音于左侧卧位最易听到,对于杂音较轻者,可嘱运动、咳嗽、用力呼气或吸入亚硝酸异戊酯等方法使杂音增强。拟诊二尖瓣狭窄而又听不到舒张期杂音时,可嘱患者轻微运动(仰卧起坐 10 次)后左侧卧位,或左侧卧位后再深呼吸或干咳数声,杂音可于最初 10 个心动周期内出现。杂音响度还与瓣口狭窄程度及通过瓣口的血流量和血流速度有关。在一定限度内,狭窄愈重,杂音愈响,但若狭窄超过某一范围,以致在左心室形成漩涡不明显或不引起漩涡,反而使杂音减轻或消失,后者即所谓的"无声性二尖瓣狭窄"。

2.肺动脉高压和右心室肥大的体征

(1)胸骨左缘扪及抬举性搏动。

(2)$P_2$ 亢进、$S_2$ 分裂,肺动脉高压可引起 $S_2$ 的肺动脉瓣成分亢进,肺动脉压进一步升高时,右心室排血时间延长,$S_2$ 分裂。

(3)肺动脉扩张,于胸骨左上缘可闻及短的收缩期喷射性杂音和递减型高调哈气性舒张早期杂音(Graham Steell 杂音)。

(4)右心室肥大伴三尖瓣关闭不全时,胸骨左缘第四和第五肋间有全收缩期吹风样杂音,吸气时增强。

### 四、辅助检查

#### (一)心电图检查

中、重度二尖瓣狭窄,可显示特征性改变。左心房肥大(P 波时限大于 0.12 秒,并呈双峰波形,即所谓"二尖瓣型 P 波",见图 3-2),是二尖瓣狭窄的主要心电图特征,可见于 90% 的显著二尖瓣狭窄伴窦性心律者。心房颤动时,$V_1$ 导联颤动波幅超过 0.1 mV,也提示存在心房肥大。

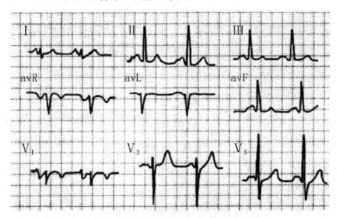

图 3-2  左心房肥大:二尖瓣型 P 波

右心室收缩压低于 9.3 kPa(70 mmHg)时右心室肥大少见;介于 9.3~13.3 kPa(70~100 mmHg)时,约 50% 的患者可有右心室肥大的心电图表现;超过 13.3 kPa(100 mmHg)时,右心室肥大的心电图表现一定出现(图 3-3)。

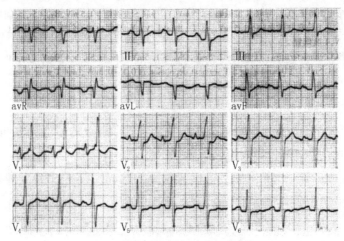

图 3-3  左心房肥大,右心室肥大

心律失常在二尖瓣狭窄患者早期可表现为房性期前收缩,频发和多源房性期前收缩往往是心房颤动的先兆,左心房肥大的患者容易出现心房颤动。

(二)X 线检查

轻度二尖瓣狭窄心影可正常。左心房肥大时,正位片(图 3-4)可见增大的左心房在右心室影后面形成一密度增高的圆形阴影,使右心室心影内有双重影。食管吞钡检查,在正位和侧位(图 3-5)分别可见食管向右向后移位。

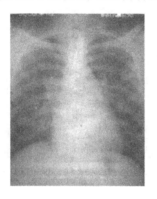

图 3-4 心脏左缘中段丰满,右缘右心房之上左心房凸出呈双弓

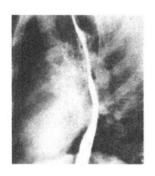

图 3-5 食管下段受左心房压迫向后移位,肺动脉圆锥隆起

肺动脉高压和右心室肥大时,正位片示心影呈"梨形",即"二尖瓣型"心,尚可见左主支气管上抬。肺部表现主要为肺淤血,肺门阴影加深。由于肺静脉血流重新分布,常呈肺上部血管阴影增多而下部减少。肺淋巴管扩张,在正位及左前斜位可见右肺外下野及肋膈角附近有水平走向的纹状影,即 Kerley B 线,偶见 Kerley A 线(肺上叶向肺门斜行走行的纹状影)。此外,长期肺淤血尚可引起肺野内含铁血黄素沉积点状影。

严重二尖瓣狭窄和老年性瓣环及环下区钙化者,胸片相应部位可见钙化影。

**(三)超声心动图(UCG)检查**

UCG是诊断二尖瓣狭窄较有价值的无创伤性检查方法,有助于了解二尖瓣的解剖和功能情况。

1.M型UCG

(1)直接征象:二尖瓣前叶活动曲线和EF斜率减慢,双峰消失,前后叶同向运动,形成所谓"城墙样"图形(图3-6)。

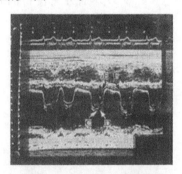

图3-6　M型左心室波群显示右心室增大,二尖瓣前叶EF斜率减低,呈城墙样改变

(2)间接征象:左心房肥大,肺动脉增宽,右心房、右心室肥大。

2.二维UCG

(1)直接征象:二尖瓣叶增厚,回声增强,活动僵硬,甚至钙化,二尖瓣舒张期开放受限,瓣口狭窄,交界处粘连。

(2)间接征象:瓣下结构钙化,左心房附壁血栓。

3.多普勒UCG

二尖瓣口可测及舒张期高速射流频谱,左心室内可有湍流频谱,测定跨二尖瓣压力阶差可判定狭窄的严重程度。彩色多普勒检查可显示舒张期二尖瓣口高速射流束及多色镶嵌的反流束。

4.经食道UCG

采用高频探头,直接在左心房后方探查,此法在探查左心房血栓方面更敏感,可达90%以上。

**(四)心导管检查**

仅在决定是否行二尖瓣球囊扩张术或外科手术治疗前,需要精确测量二尖瓣口面积及跨瓣压差时才做心导管检查。

**(五)其他检查**

抗链球菌溶血素O(ASO)滴度为1:400以上、血沉加快、C反应蛋白阳性等,尤见于风湿活动患者。长期肝淤血患者可有肝功能指标异常。

二尖瓣狭窄的临床表现及实验室检查与血流动力学变化密切相关,血流动力学发展的每一阶段,均可引起相应的临床表现及实验室检查结果。

### 五、并发症

#### (一)心房颤动

见于晚期患者,左心房肥大是心房颤动持续存在的解剖学基础。出现心房颤动后,心尖区舒张期隆隆样杂音可减轻,且收缩期前增强消失。心房颤动早期可能是阵发性的,随着病程发展多转为持续性心房颤动。

#### (二)栓塞

多见于心房颤动患者,以脑梗死多见,栓子也可到达全身其他部位。

#### (三)急性肺水肿

这是重度二尖瓣狭窄严重而紧急的并发症,病死率高。往往由于剧烈体育活动、情绪激动、感染、妊娠或分娩、快心室率心房颤动等诱发,可导致左心室舒张充盈期缩短,左心房压升高,进一步引起肺毛细血管压升高,致使血浆渗透到组织间隙或肺泡,引起急性肺水肿。患者突发呼吸困难、不能平卧、发绀、大汗、咳嗽及咳粉红色泡沫样浆液痰,双肺布满湿啰音,严重者可昏迷或死亡。

#### (四)充血性心力衰竭

晚期 $50\%\sim75\%$ 的患者发生右心充血性心力衰竭,是此病常见的并发症及主要致死原因。呼吸道感染为心力衰竭常见诱因,年轻女性妊娠、分娩常为主要诱因。临床上主要表现为肝区疼痛、食欲缺乏、黄疸、水肿、尿少等症状,体检有颈静脉怒张、肝大、腹水及下肢水肿等。

#### (五)呼吸道感染

二尖瓣狭窄患者,常有肺静脉高压、肺淤血,因此易合并支气管炎、肺炎。

#### (六)感染性心内膜炎

单纯二尖瓣狭窄较少发生。风湿性瓣膜病患者在行牙科手术或其他能引起菌血症的手术时,应行抗生素预防治疗。

### 六、诊断与鉴别诊断

根据临床表现,结合有关实验室检查,尤其是超声心动图检查多能做出诊断。但应与其他引起心尖部舒张期杂音的疾病相鉴别(表 3-1)。

表 3-1　其他疾病引起的心尖部舒张期杂音特点

| 项目 | 特点 |
| --- | --- |
| 相对性二尖瓣狭窄 | 严重的二尖瓣关闭不全左向右分流的先天性心脏病,如 VSD,PDA 等此杂音的产生是由于血容量增加,致二尖瓣相对狭窄所致 |
| Carey-Coombs 杂音 | 急性风湿热时活动性二尖瓣瓣膜炎征象该杂音柔和,发生于舒张早期,变化较大,比器质性二尖瓣狭窄的音调高可能由严重的二尖瓣反流通过非狭窄的二尖瓣口所致,也可能是一短的紧随 $S_3$ 的杂音 |
| Austin-Flint 杂音 | 见于主动脉瓣关闭不全等疾病该杂音历时短,性质柔和,吸入亚硝酸异戊酯后杂音减轻应用升压药后杂音可增强 |
| 三尖瓣狭窄 | 慢性肺心病患者,由于右心室肥大,心脏顺时针转位可在心尖部听到三尖瓣相对性狭窄所致的杂音 |
| 左心房黏液瘤 | 左心房黏液瘤部分堵塞二尖瓣口所致,与体位有关 |

## 七、治疗

狭窄程度轻无明显临床症状者,无须治疗,应适当避免剧烈运动,风湿热后遗症者应预防风湿热复发。有症状的二尖瓣患者,应予以积极治疗。

### (一)内科治疗

#### 1.一般治疗

(1)适当休息,限制钠盐入量(2 g/d),使用利尿剂,通过减轻心脏前负荷改善肺淤血症状。

(2)急性肺水肿的处理:洋地黄的应用需谨慎,因洋地黄可增强右心室收缩力,有可能使右心室射入肺动脉内的血量增多,导致肺水肿的加重,但可应用常规负荷量的1/2~2/3,其目的是减慢心率而非增加心肌收缩力,以延长舒张期,改善左心室充盈,提高左心室搏出量。适合于合并快心室率心房颤动和室上性心动过速者。

(3)栓塞性并发症的处理:有体循环栓塞而不能手术治疗的患者,可口服抗凝剂,如华法林等。对于有栓塞危险的患者,包括心房颤动、40 岁以上伴巨大左心房者,也应接受口服抗凝药治疗。

(4)心律失常的处理:快心室率心房颤动应尽快设法减慢心室率,可使用洋地黄类药物,若疗效不满意,可联合应用地尔硫䓬、维拉帕米或 β 受体阻滞剂。对于轻度二尖瓣狭窄患者不伴巨大左心房,心房颤动<6 个月,可考虑药物复律或电复律治疗。

2.介入治疗

经皮球囊二尖瓣成形术(PBMV)是治疗二尖瓣狭窄划时代的进展,患者无须开胸手术,痛苦小,康复快,且具有成功率高、疗效好的特点。

(1)PBMV 的适应证:①中、重度单纯二尖瓣狭窄,瓣叶柔软,无明显钙化,心功能Ⅱ、Ⅲ级是 PBMV 最理想的适应证;轻度二尖瓣狭窄有症状者亦可考虑;心功能Ⅳ级者需待病情改善,能平卧时才考虑。②瓣叶轻、中度钙化并非禁忌,但若严重钙化且与腱索、乳头肌融合者,易并发二尖瓣关闭不全,因此宜做瓣膜置换手术。③合并慢性心房颤动患者,心腔内必须无血栓。④合并重度肺动脉高压,不宜外科手术者。⑤合并轻度二尖瓣关闭不全,左心室无明显肥大者。⑥合并轻度主动脉瓣狭窄或关闭不全,左心室无明显肥大者。

(2)PBMV 禁忌证:①合并中度以上二尖瓣关闭不全;②心腔内有血栓形成;③严重钙化,尤其瓣下装置病变者;④风湿活动;⑤合并感染性心内膜炎;⑥妊娠期,因放射线可影响胎儿,除非心功能Ⅳ级危及母子生命安全;⑦全身情况差或合并其他严重疾病;⑧合并中度以上的主动脉狭窄和/或关闭不全。

**(二)外科治疗**

目的在于解除瓣口狭窄,增加左心搏出量,改善肺血循环。

1.手术指征

凡诊断明确,心功能Ⅱ级以上,瓣口面积小于 1.2 cm² 而无明显禁忌证者,均适合手术治疗。严重二尖瓣狭窄并发急性肺水肿患者,如内科治疗效果不佳,可行急诊二尖瓣扩张术。

2.手术方式

包括闭式二尖瓣分离术、直视二尖瓣分离术、瓣膜修补术或人工瓣膜替换术。

**八、预后**

疾病的进程差异很大,从数年至数十年不等。预后主要取决于狭窄程度及心脏肥大程度,是否多瓣膜损害及介入、手术治疗的可能性等。

一般而言,首次急性风湿热发作后,患者可保持 10~20 年无症状。然而,出现症状后如不积极进行治疗,其后 5 年内病情进展非常迅速。研究表明,有症状的二尖瓣狭窄患者 5 年死亡率为 20%,10 年死亡率为 40%。

# 第二节 二尖瓣关闭不全

## 一、病因

二尖瓣关闭不全(mitral incompetence,MI)严格来说不是一种原发病而是一种临床综合征。任何引起二尖瓣复合装置包括二尖瓣环、瓣膜、腱索、乳头肌病变的因素都可导致二尖瓣关闭不全,其诊断容易但确定病因难。按病程进展的速度和病程的长短可分为急性和慢性。

### (一)慢性病变

慢性二尖瓣关闭不全进展缓慢、病程较长,病因包括以下几点。

1.风湿性心脏病

在不发达国家风湿性心脏病引起者占首位,其中半数以上合并二尖瓣狭窄。

2.退行性病变

在发达国家,二尖瓣脱垂为最多见原因;二尖瓣黏液样退行性变、二尖瓣环及环下区钙化等退行性病变也是常见原因。

3.冠心病

冠心病常见于心肌梗死致乳头肌功能不全者。

4.其他少见原因

先天性畸形、系统性红斑狼疮、风湿性关节炎、心内膜心肌纤维化等。

### (二)急性病变

急性二尖瓣关闭不全进展快、病情严重、病程短,病因包括以下几点。

1.腱索断裂

腱索断裂可由感染性心内膜炎、二尖瓣脱垂、急性风湿热及外伤等原因引起。

2.乳头肌坏死或断裂

乳头肌坏死或断裂常见于急性心肌梗死致乳头肌缺血坏死而牵拉作用减弱。

3.瓣膜毁损或破裂

瓣膜毁损或破裂多见于感染性心内膜炎。

4.其他

心瓣膜替换术后人工瓣膜裂开。

## 二、病理生理

由于风湿性炎症使二尖瓣瓣膜纤维化、增厚、萎缩、僵硬、畸形,甚至累及腱索和乳头肌使之变粗、粘连、融合缩短,致使瓣膜在心室收缩期不能正常关闭,血液由左心室向左心房反流,病程长者尚可见钙质沉着。

### (一)慢性病变

慢性二尖瓣关闭不全者,依病程进展可分为左心室代偿期、左心室失代偿期和右心力衰竭期3个阶段(图3-7)。

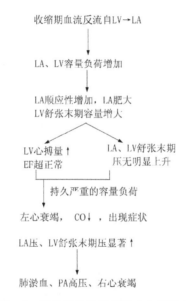

图 3-7　慢性二尖瓣关闭不全血流动力学

二尖瓣关闭不全时,在心室收缩期左心室内的血流存在两条去路,即通过主动脉瓣流向主动脉和通过关闭不全的二尖瓣流向左心房。这样,在左心房舒张期,左心房血液来源除通过四条肺静脉回流外,还包括左心室反流的血液而使其容量和压力负荷增加。由于左心房顺应性好,在反流血液的冲击下,左心房肥大,缓解了左心房压力的增加,且在心室舒张期,左心房血液迅速注入左心室而使容量负荷迅速下降,延缓了左心房压力的上升,这实际上是左心房的一种代偿机制,体积增大而压力正常(图3-8),可使肺静脉与肺毛细血管压长期维持正常。与急性二尖瓣关闭不全相比,肺淤血发生晚、较轻,患者主述乏力而呼吸困难。

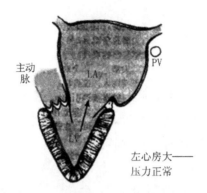

图 3-8　慢性二尖瓣关闭不全

对于左心室,在心室收缩期由于反流,使得在舒张期时由左心房流入左心室的血液除了正常肺循环回流外还包括反流的部分,从而增加了左心室的容量负荷。早期左心室顺应性好,代偿性扩大而使左心室舒张末期压力上升不明显,且收缩时左心室压力迅速下降,减轻了室壁紧张度和能耗而有利于代偿。左心室这种完善的代偿机制,可在相当长时间(大于 20 年)无明显左心房肥大和肺淤血,左心排血量维持正常而无临床症状。但一旦出现临床症状说明病程已到一定阶段,心排血量迅速下降而致头昏、困倦、乏力,迅速出现左心力衰竭、肺水肿、肺动脉高压和右心力衰竭,心功能达Ⅳ级,成为难治性心力衰竭,病死率高,患者出现呼吸困难、体循环淤血症状。

**(二)急性病变**

急性二尖瓣关闭不全早期反流量大,进展迅速,左心房、左心室容量和压力负荷迅速增加,没有经过充分的代偿即出现急性左心力衰竭,使得心排血量迅速下降,心室压力上升,左心房及肺静脉压迅速上升,导致肺淤血和肺间质水肿。患者早期即出现呼吸困难、咯血等左心力衰竭和肺淤血症状,病程进展迅速,多较快死于急性左心力衰竭。由于来不及代偿,左心房、左心室肥大不明显(图 3-9 和图 3-10),X 线检查示左心房、左心室大小正常,反流严重者可见肺淤血和肺间质水肿征象。

**三、临床表现**

**(一)症状**

1.慢性病变

患者由于左心良好的代偿功能而使病情有无症状期长,有症状期短的特点。

收缩期血流反流自LV→LA

↓

LA、LV容量负荷骤增
急性扩张能力有限

↓

LV舒张末期压、LA压急剧↑

↓

急性左心衰竭：肺淤血
急性肺水肿

**图 3-9　急性二尖瓣关闭不全血流动力学**

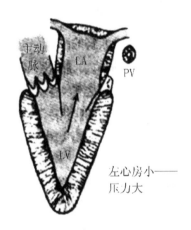

**图 3-10　急性二尖瓣关闭不全**

（1）代偿期：左心代偿功能良好，心排血量维持正常，左心房压力及肺静脉压也无明显上升，患者可多年没有明显症状，偶有因左心室舒张末期容量增加而引起的心悸。

（2）失代偿期：患者无症状期长，通常情况下，从初次感染风湿热到出现明显二尖瓣关闭不全的症状，时间可长达 20 年之久。但一旦出现临床症状即说明已进入失代偿期。随着左心功能的失代偿，心排血量迅速下降，患者出现疲劳、头昏、乏力等症状。左心室舒张末期压力迅速上升，左心房、肺静脉及肺毛细血管压上升，引起肺淤血及间质水肿，出现劳力性呼吸困难，开始为重体力劳动或剧烈运动时出现，随着左心力衰竭的加重，出现夜间阵发性呼吸困难及端坐呼吸等。

（3）右心力衰竭期：肺淤血及肺水肿使肺小动脉痉挛硬化而出现肺动脉高

压,继而引起右心力衰竭,患者出现体循环淤血症状,如肝大、上腹胀痛、下肢水肿等。

2.急性病变

轻度二尖瓣反流仅有轻度劳力性呼吸困难。严重反流,病情常短期内迅速加重,患者出现呼吸困难,不能平卧,咳粉红色泡沫痰等急性肺水肿症状,随后可出现肺动脉高压及右心力衰竭征象。处理不及时,则心排血量迅速下降出现休克,患者常迅速死亡。

**(二)体征**

1.慢性病变

(1)代偿期。心尖冲动:呈高动力型,左心室肥大时向左下移位。

心音:①瓣叶缩短所致的重度关闭不全(如风湿性心脏病),$S_1$ 常减弱;②$S_2$ 分裂,代偿期无肺动脉高压时,由于左心室射血时间缩短,主动脉提前关闭,产生 $S_2$ 分裂,吸气时明显;失代偿产生肺动脉高压后,肺动脉瓣延迟关闭可加重 $S_2$ 分裂;③心尖区可闻及 $S_3$,出现在第二心音后 0.10～0.18 秒,是中重度二尖瓣关闭不全的特征性体征,卧位时明显,其产生是由于血液大量快速流入左心室使之充盈过度,引起肥大的左心室壁振动所致。

心脏杂音:心尖区全收缩期吹风样杂音,是二尖瓣关闭不全的典型体征。其强度取决于瓣膜损害程度、反流量及左心房、室压差,可以是整个收缩期强度均等,也可以是收缩中期最强,然后减弱。杂音在左心力衰竭致反流量小时可减弱,在吸气时由于膈下降,心脏顺时针转位,回左心血流量减少,杂音相应减弱,呼气时相反。

杂音一般音调高、粗糙、呈吹风样、时限长,累及腱索或乳头肌时呈乐音样。其传导与前后瓣的解剖位置结构和血液反流方向有关,在前交界和前瓣损害时,血液反流至左心房的左后方,杂音可向左腋下和左肩胛间区传导;后交界区和后瓣损害时,血液冲击左心房的右前方,杂音可传导至肺动脉瓣区和主动脉瓣区;前后瓣均损害时,血液反流至左心房前方和左右侧,杂音向整个心前区和左肩胛间部传导。

心尖区舒张中期杂音,系由于发生相对性二尖瓣狭窄所致。通过变形的二尖瓣口血液的速度和流量增加,产生一短促、低调的舒张中期杂音,多在 $S_3$ 之后,无舒张晚期增强,$S_3$ 和它的出现提示二尖瓣关闭不全为中至重度。

(2)失代偿期(左心力衰竭期):心前区可触及弥散性搏动,心尖区可闻及舒张期奔马律,全收缩期杂音减弱。

（3）右心力衰竭期：三尖瓣区可闻及收缩期吹风样杂音。由于右心力衰竭，体静脉血回流障碍产生体循环淤血，患者可有颈静脉怒张、搏动，肝大，肝颈静脉回流征阳性，腹水及下垂性水肿等。

2.急性病变

患者迅速出现左心力衰竭，甚至出现肺水肿或心源性休克，常迅速死亡。

### 四、辅助检查

#### （一）心电图检查

病情轻者无明显异常，重者 P 波延长，可有双峰，同时左心室肥大、电轴左偏，病程长者心房颤动较常见。急性者，心电图可正常，窦性心动过速常见。

#### （二）X 线检查

慢性二尖瓣关闭不全早期，左心房、左心室形态正常，晚期左心房、左心室显著增大且与病变严重程度成比例，有不同程度肺淤血及间质水肿，严重者有巨大左心房，肺动脉高压和右心力衰竭征象（图 3-11 和图 3-12）。偶可见瓣膜瓣环钙化，随心脏上下运动，透视可见收缩时左心房膨胀性扩大。

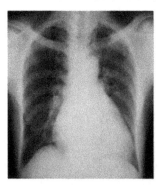

**图 3-11　两肺充血，肺门大而模糊**

心脏明显增大，以左心室为主，心尖下沉。心影中可见双心房
阴影，肺动脉段及左心耳段皆突出。主动脉球缩小

急性者心脏大小正常，反流严重者可有肺淤血及间质水肿征象，1～2 周内左心房、左心室开始扩大，1 年还存活者，其左心房、左心室扩大已达慢性患者程度。

#### （三）超声心动图检查

（1）M 型 UCC：急性者心脏大小正常，慢性者可见左心房、左心室肥大，左心房后壁与室间隔运动幅度增强。

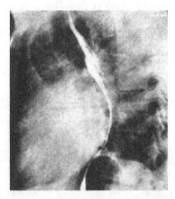

**图 3-12　示左心房段有明显压迹及后移**

（2）二维 UCG 检查：可确定左心室容量负荷，评价左心室功能和确定大多数病因，可见瓣膜关闭不全，有裂隙，瓣膜增厚变形、回声增强，左心房、左心室肥厚，肺动脉增宽。

（3）多普勒 UCG 检查：可见收缩期血液反流，并可测定反流速度，估计反流量。

**（四）心导管检查**

一般没有必要，但可评估心功能和二尖瓣关闭不全的程度，确定大多数病因。

**五、并发症**

急性者较快出现急性左心力衰竭，慢性者与二尖瓣狭窄相似，以左心力衰竭为主，但出现晚，一旦出现则进展迅速。感染性心内膜炎较常发生（＞20％），体循环栓塞少见，常由感染性心内膜炎引起，心房颤动发生率高达 75％，此时栓塞较常见。

**六、诊断与鉴别诊断**

**（一）诊断**

根据典型的心尖区全收缩期吹风样杂音伴有左心房、左心室肥大，诊断应不困难。但应结合起病急缓、患者年龄、病情严重程度、房室肥大情况及相应辅助检查来确定诊断及明确病因。

**（二）鉴别诊断**

1.相对性二尖瓣关闭不全

相对性二尖瓣关闭不全由扩大的左心室及二尖瓣环所致，但瓣叶本身活动度好,无增厚、粘连等。杂音柔和,多出现在收缩中晚期。常有高血压、各种原因的主动脉关闭不全或扩张型心肌病、心肌炎、贫血等病因。

**2.二尖瓣脱垂**

二尖瓣脱垂可出现收缩中期喀喇音-收缩晚期杂音综合征。喀喇音是由于收缩中期,拉长的腱索在二尖瓣脱垂到极点时骤然拉紧,瓣膜活动突然停止所致。杂音是由于收缩晚期,瓣叶明显突向左心房,不能正常闭合所致。轻度脱垂时可仅有喀喇音,较重时喀喇音和杂音均有,严重时可只有杂音而无喀喇音。

**3.生理性杂音**

杂音一般为1～2级,柔和,短促,位于心尖和胸骨左缘。二尖瓣关闭不全的临床表现及实验室检查与血流动力学变化密切相关,血流动力学发展的每一阶段,均可引起相应的临床表现及实验室检查结果。

## 七、治疗

### (一)内科治疗

急性者一旦确诊,经药物改善症状后应立即采取人工瓣膜置换术,以防止变为慢性而影响预后,积极的内科治疗仅为手术争取时间。

慢性患者由于长期无症状,一般仅需定期随访,避免过度的体力劳动及剧烈运动,限制钠盐摄入,保护心功能,对风心病患者积极预防链球菌感染与风湿活动及感染性心内膜炎。如出现心功能不全的症状,应合理应用利尿剂、血管紧张素转化酶(ACE)抑制剂、洋地黄、β受体阻滞剂和醛固酮受体拮抗剂。血管扩张剂,特别是减轻后负荷的血管扩张剂,通过降低左心室射血阻力,可减少反流量,增加前向心排血量,从而产生有益的血流动力学作用。慢性患者可用ACE抑制剂,急性者可用硝普钠、硝酸甘油或酚妥拉明静脉滴注。洋地黄类药物宜用于心功能Ⅱ、Ⅲ、Ⅳ级的患者,对伴有快心室率心房颤动者更有效。晚期的心力衰竭患者可用抗凝药物防止血栓栓塞。

### (二)外科治疗

人工瓣膜替换术是几乎所有二尖瓣关闭不全病例的首选治疗。对慢性患者,应在左心室功能尚未严重损害和不可逆改变之前考虑手术,过分推迟可增加手术死亡率和并发症。手术指征:①心功能Ⅲ～Ⅳ级,Ⅲ级为理想指征,Ⅳ级死亡率高,预后差,内科疗法准备后应行手术;②心功能Ⅱ级或以下,缺乏症状者,若心脏进行性肥大,左心功能下降,应行手术;③EF>50%,左心室舒张末期直径<8.0 cm,收缩末期直径<5.0 cm,心排指数>2.0 L/(min·m²),左心室舒张末压<1.6 kPa(12 mmHg),收缩末容积指数<50 mL/m²患者,适于手术,效果好;④中度以上二尖瓣反流。

## 八、预后

慢性二尖瓣关闭不全患者代偿期较长,可达 20 年。一旦失代偿,病情进展迅速,心功能恶化,成为难治性心力衰竭。内科治疗后 5 年生存率为 80%,10 年生存率近 60%,而心功能Ⅳ级患者,内科治疗 5 年生存率仅为 45%。急性二尖瓣关闭不全患者多较快死于急性左心力衰竭。

# 第三节　三尖瓣狭窄

## 一、病因

三尖瓣狭窄病变较少见,几乎均由风湿病所致,小部分病因有三尖瓣闭锁、右心房肿瘤。临床特征为症状进展迅速,类癌综合征常同时伴有三尖瓣反流;偶尔,右心室流出道梗阻可由心包缩窄、心外肿瘤及赘生物引起。

风湿性三尖瓣狭窄几乎均同时伴有二尖瓣病变,在多数患者中主动脉瓣亦可受累。

## 二、病理生理

风湿性二尖瓣狭窄的病理变化与二尖瓣狭窄相似,腱索有融合和缩短,瓣叶尖端融合,形成一隔膜样孔隙。

当运动或吸气使三尖瓣血流量增加时及当呼气使三尖瓣血流减少时,右心房和右心室的舒张期压力阶差即增大。若平均舒张期压力阶差超过 0.7 kPa(5 mmHg)时,即足以使平均右房压升高而引起体静脉淤血,表现为颈静脉充盈、肝大、腹水和水肿等体征。

## 三、临床表现

### (一)症状

三尖瓣狭窄致低心排血量可引起疲乏,体静脉淤血可引起恶心呕吐、食欲缺乏等消化道症状及全身不适感,由于颈静脉搏动的巨大"a"波,使患者感到颈部有搏动感。

### (二)体征

主要体征为胸骨左下缘低调隆隆样舒张中晚期杂音,也可伴舒张期震颤,可有开瓣拍击音。增加体静脉回流方法可使之更明显,呼气及 Valsalva 动作使之减弱。

### 四、辅助检查

#### (一)X 线检查

X 线检查主要表现为右心房明显扩大,下腔静脉和奇静脉扩张,但无肺动脉扩张。

#### (二)心电图检查

心电图检查示 Ⅱ、$V_1$ 导电压增高;由于多数二尖瓣狭窄患者同时合并有二尖瓣狭窄,故心电图亦常提示双侧心房肥大。

#### (三)超声心动图检查

其变化与二尖瓣狭窄时观察到的相似,M 型超声心动图常显示瓣叶增厚,前叶的 EF 斜率减慢,舒张期与隔瓣示矛盾运动、三尖瓣钙化和增厚;二维超声心动图对诊断三尖瓣狭窄较有帮助,其特征为舒张期瓣叶呈圆顶状,增厚、瓣叶活动受限。

### 五、诊断及鉴别诊断

根据典型杂音、心房扩大及体循环淤血的症状和体征,一般即可做出诊断,对诊断有困难者可行右心导管检查,若三尖瓣平均跨瓣舒张压差低于 0.3 kPa(2 mmHg),即可诊断为三尖瓣狭窄。应注意与右心房黏液瘤、缩窄性心包炎等疾病相鉴别。

### 六、治疗

限制钠盐摄入及应用利尿剂,可改善体循环淤血的症状和体征;如狭窄显著,可行三尖瓣分离术或经皮球囊扩张瓣膜成形术。

# 第四节　三尖瓣关闭不全

## 一、病因

三尖瓣关闭不全多为功能性,常继发于左心瓣膜病变致肺动脉高压和右心室扩张,器质性病变者多见于风湿性心脏病,常为联合瓣膜病变。单纯性三尖瓣关闭不全非常少见,见于先天性三尖瓣发育不良、外伤、右心感染性心内膜炎等。

## 二、病理生理

先天性三尖瓣关闭不全可有以下病变:①瓣叶发育不全或阙如;②腱索、乳头肌发育不全、阙如或延长;③瓣叶、腱索发育尚可,瓣环过大。

后天性单独的三尖瓣关闭不全可发生于类癌综合征。

三尖瓣关闭不全引起的病理变化与二尖瓣关闭不全相似,但代偿期较长;病情若逐渐进展,最终可导致右心室、右心房肥大,右心室衰竭。如肺动脉高压显著,则病情发展较快。

## 三、临床表现

### (一)症状

二尖瓣关闭不全合并肺动脉高压时,才出现心排血量减少和体循环淤血的症状。三尖瓣关闭不全合并二尖瓣疾病者,肺淤血的症状可由于三尖瓣关闭不全的发展而减轻,但乏力和其他心排血量减少的症状可更为加重。

### (二)体征

主要体征为胸骨左下缘全收缩期杂音,吸气及压肝后可增强;如不伴肺动脉高压,杂音难以闻及。反流量很大时,有第三心音及三尖瓣区低调舒张中期杂音。颈静脉脉波图 V 波(又称回流波,为右心室收缩时,血液回到右心房及大静脉所致)增大;可扪及肝脏搏动。瓣膜脱垂时,在三尖瓣区可闻及非喷射性喀喇音。其淤血体征与右心力衰竭相同。

## 四、辅助检查

### (一)X 线检查

X 线检查可见右心室、右心房增大。右心房压升高者,可见奇静脉扩张和胸腔积液;有腹水者,横膈上抬。透视时可看到右心房收缩期搏动。

### (二)心电图检查

无特征性改变。可示右心室肥厚、劳损右心房肥大;并常有右束支阻滞。

### (三)超声心动图检查

超声心动图检查可见右心室、右心房增大,上下腔静脉增宽及搏动;二维超声心动图声学造影可证实反流,多普勒可判断反流程度。

### 五、诊断及鉴别诊断

根据典型杂音,右心室右心房增大及体循环淤血的症状及体征,一般不难做出诊断。应与二尖瓣关闭不全、低位室间隔缺损相鉴别。超声心动图声学造影及多普勒可确诊,并可帮助做出病因诊断。

### 六、治疗

(1)针对病因的治疗。

(2)由于右心压力低,三尖瓣口血流缓慢,易产生血栓,且三尖瓣置换有较高的手术病死率并且远期存活率低,一般尽量采用三尖瓣成形术来纠正三尖瓣关闭不全。如单纯瓣环扩大、瓣叶病变轻、外伤性乳头肌断裂等可行三尖瓣成形术治疗。成形方法包括瓣环成形术和瓣膜成形术。

# 第四章

# 泌尿外科疾病

## 第一节 肾脏损伤

### 一、病因与分类

#### (一)闭合性损伤

造成肾脏闭合性损伤的外力因素可以是直接外力,也可以是间接外力。直接外力引起的闭合性损伤往往是钝性外力直接撞击腹部、腰部或背部造成的肾实质损伤。由交通事故、体育活动撞击或暴力冲突等产生的外力挤压肾脏,并导致肾脏与脊柱、肋骨相撞引起肾实质损伤或裂伤。

间接外力引起的闭合性损伤主要是指身体剧烈运动或体位变化导致的肾实质损伤。机动车突然减速、高处坠落等可以诱发瞬间的肾脏过度活动,进而导致肾实质裂伤、肾血管内膜撕脱或肾盂输尿管连接部断裂等。由于轻微外力引起肾损伤的患者往往提示其肾脏可能存在某种先天性或病理性改变如肾盂输尿管连接部狭窄导致的肾积水、肾肿瘤等。

#### (二)开放性损伤

开放性肾脏损伤主要以刀刺伤、枪击伤多见。刀刺伤引起的肾损伤往往为肾脏贯通伤,严重时可以同时穿透肾实质、集合系统及肾血管。此外,肾损伤的程度与刀具或匕首的长短、粗细、刺入部位和深度密切相关。枪击伤引起的肾脏贯通伤通常伴有延迟性出血、尿外渗、感染及脓肿形成等表现。这是由于子弹穿过肾脏可产生放射性或爆炸性能量,其气流冲击作用使软组织呈洞状损坏,其组织破坏程度与发射子弹的速度相关,并易出现延迟性组织坏死。

### (三)医源性损伤

医源性损伤是指在疾病诊断或治疗过程中发生的肾损伤。如体外冲击波碎石、肾盂输尿管镜、经皮肾镜以及腹腔镜检查或治疗时造成的损伤。常见的医源性肾损伤是肾血管损伤引起的大量出血、肾实质损伤引起的肾周血肿、肾裂伤以及肾脏集合系统损伤引起的尿外渗等。

### (四)自发性肾破裂

自发性肾破裂是指在无明显外伤情况下突然发生的肾实质、集合系统或肾血管的损伤，临床较罕见。自发性肾破裂的发生往往由肾脏本身病变所致，如巨大肾错构瘤或肾癌、肾动脉瘤、肾积水以及肾囊肿等疾病引起。

## 二、发病机制

肾损伤的发生机制和肾损伤的分类密切相关。

对于闭合性肾损伤的患者来讲，直接外力和间接外力引起损伤的机制也有所不同。直接外力引起的闭合性肾损伤是由于肾脏局部承受的压力突然增加导致肾脏移位并撞击邻近骨骼，或肾被膜破裂而产生。间接外力引起的闭合性肾损伤主要是由于肾脏随呼吸正常活动的范围突然加大导致肾脏过度活动而产生。

显而易见，开放性肾损伤的发生就是肾脏直接受到外界创伤的结果。一般认为贯通性肾损伤约 80% 同时合并多处脏器的损伤。肾损伤的发生机制也与是否发生泌尿系以外的脏器损伤相关，腹部贯通伤涉及肾脏的占 6%～17%。文献报道贯通性肾损伤合并胸腔或腹腔脏器损伤的比例高达 85%～95%。而贯通性肾损伤的发生与体表受伤的部位相关。当刀刺进入部位在腋前线或腋后线时，肾损伤同时合并其他脏器损伤的仅占 12%。

肾蒂血管损伤的发生主要见于开放性肾损伤的患者，但是也有 20% 左右闭合性肾损伤的患者可以表现为肾血管损伤。国内外的文献报道显示在肾蒂血管损伤的患者中，肾动脉、肾静脉均损伤者占 47%，肾静脉损伤者占 34%，而肾动脉损伤者仅占 19%。

## 三、诊断

在肾损伤的诊断中最主要的一项内容就是创伤或外伤史的了解，同时配合全面的体格检查和各种辅助检查对患者进行全面的评估，获得明确的诊断。

### (一)创伤史

创伤史的了解应该首先考虑患者的受伤程度和病情的危急状况，尽可能在较短的时间内了解外伤或创伤现场的情况,有无体表创伤的发生,体表创伤的部位,深度和利器的种类。无论损伤是来自钝器直接暴力或刀刺贯通伤,根据体表解剖特点,如果受伤部位是从后背、侧腰部、上腹部或下胸部,均可能导致肾损伤。贯通伤的利器或子弹类型等也是询问并记录的重要内容,这不仅可评估损伤程度,也有助于考虑对失去血供组织清创术的范围。如因机动车交通事故所致,需了解机动车车速、伤者是司机、乘客或是行人。高处坠落伤应了解坠落高度及坠落现场地面情况。无论是机动车或高处坠落突然减速致伤,虽然未出现血尿也不能忽略有肾损伤的可能,必须进一步检查以明确有无肾损伤和是否需要外科治疗。

**(二)临床表现**

患者受到各种创伤后的临床表现非常复杂,同时临床表现会随时发生变化,因此在了解创伤史的同时应该掌握其临床表现的特征,做到不延误治疗时机的目的。

1.休克

患者受到各种创伤后发生的休克分为创伤性休克和失血性休克。创伤性休克是由于创伤后腹腔神经丛受到创伤引起的强烈刺激,导致血管张力下降和心排血量下降出现暂时性血压下降所致,一般情况下经输液治疗后可以获得恢复。而失血性休克是因为肾损伤伴随的大量出血和血容量的减少导致血压下降,需要及时输血补充患者的血容量,并同时采用各种方法止血,迅速达到救治目的。

2.血尿

尽管血尿被认为是肾损伤最常见,也是最重要的临床表现,但是我们不能忽略的是有5%～10%肾损伤的患者可以暂时没有血尿的表现。出现肉眼血尿通常预示患者有较严重的肾损伤,但是血尿的严重程度并不完全和损伤机制及肾损伤的程度相关。某些重度肾损伤如肾血管断裂、肾盂输尿管连接部破裂、输尿管断裂或血块阻塞输尿管,可能表现为镜下血尿,甚至无血尿。而在受到创伤前明确有肾脏疾病的患者如肾肿瘤、肾血管畸形、肾囊肿等,有时较轻的创伤也会出现不同程度的血尿。

3.疼痛

疼痛往往是患者受到外伤之后的第一个症状。一般情况下,疼痛部位和程度与受创伤的部位和程度是一致的。疼痛症状可以由肾被膜下出血导致的张力增加引起,表现为腹部或伤侧腰部的剧烈胀痛等疼痛症状。输尿管血块梗阻引起的疼痛常表现为钝痛。血块在输尿管内移动可导致痉挛,出现肾绞痛症状。

肾损伤后出现的肾周血肿和尿外渗通常伴随明显的进行性的局部胀痛,在部分患者可以触及腰部或侧腹部肿块。

如果肾损伤引起的出血仅局限于腹膜后,疼痛症状以腰肌紧张、僵直以及较剧烈的疼痛为主。如果腹膜后血肿或尿液刺激腹膜或后腹膜破裂,血肿进入腹膜腔就会出现明显的腹痛和腹膜刺激征。同时合并腹腔脏器损伤的患者也会表现为明显的腹膜刺激征,但是应该注意的是出现腹膜刺激征并非一定有腹腔脏器损伤。在我国一项 250 例肾损伤中有腰痛症状者占 96%,有腹膜刺激者占 30%,而合并有腹腔脏器损伤者仅占 8.8%。

4.多脏器损伤

肾损伤合并其他脏器损伤的发生率和创伤部位与创伤程度有关。与肾损伤同时出现的合并伤主要涉及与肾相邻的脏器如肝、脾、胰腺、胸腔、腔静脉、主动脉、胃肠道、骨骼及神经系统等。有合并伤的肾损伤患者其临床表现更为复杂。合并腹腔内脏器损伤者主要表现为急腹症及腹胀等症状。合并胸腔脏器损伤者多表现为呼吸循环系统症状。合并大血管损伤的患者可以表现为失血性休克,合并不同部位骨折及神经系统损伤的患者也会出现相应的临床表现。国内近期多篇报道肾损伤合并其他脏器损伤占14%~41%,而国外报道明显高于国内,闭合性损伤合并其他脏器损伤者占 44%~100%。贯通性肾损伤合并腹腔胸腔脏器损伤者占 80%~95%,其中枪伤全部合并其他脏器损伤。

(三)体格检查

对所有创伤患者首先应该积极监测各项生命体征的变化。定时监测患者的血压、脉搏、呼吸及意识等。如果患者的收缩压<12.0 kPa(90 mmHg)应该考虑有发生休克的可能。在进行全面体格检查时,注意观察创伤的部位和创伤程度。如果受伤部位在下胸部、上腹部、腰部并伴随有血尿等症状时,应考虑有肾损伤的可能。腰部或腹部触及肿块表明有严重肾损伤和腹膜后出血的可能。对于体表或体内有利器残留的患者,应该观察利器扎入体内的深度,是否伴随有出血或尿液样体液的流出,以及利器是否随呼吸移动等特征。

因肾损伤同时合并腹部脏器损伤发生率高达 80%,临床检查时要除外是否合并腹部脏器损伤。对于已经明确有腹部脏器损伤的患者,应该注意有无同时发生肾损伤的可能。

(四)尿液检查与分析

对于疑有肾损伤的患者应尽早获取尿液标本进行检测,判断有无血尿的发生。血尿的判断分为肉眼血尿和镜下血尿两种,出现肉眼血尿的患者同时还应该通过血尿的状况,如有无血块等初步判断出血量的多少以及是否需要留置尿管进行膀胱冲洗等。尿液标本收取过程中应该特别注意收集伤后第一次尿液进行检测,因为有些伤者在受伤后第一次排尿为血尿,而之后的几次排尿由于输尿管血块堵塞的原因出现暂时性血尿消失的现象。

**(五)影像学检查**

影像学检查包括腹部平片、静脉尿路造影、计算机断层扫描(CT)、肾动脉造影、超声检查、磁共振成像(MRI)及逆行造影等各种类型检查手段。

1.B超

由于B超检查的普及以及快捷方便的特点,对于怀疑有肾损伤,尤其是闭合性损伤的患者应该尽早进行B超检查。必要时可以反复进行B超检查进行动态对比,目的就是对肾损伤获得早期诊断。由于方便可靠的特点,在肾损伤的影像学检查中B超检查被认为是首选检查手段。

B超检查可以判断肾脏体积或大小的变化,有无严重肾实质损伤的存在,肾血管的血流是否正常等,同时也能够对肾脏有无积水,肿瘤占位等病变作出判断。对造影剂过敏、不能接受X线检查的患者(如妊娠妇女)及有群体伤员时可以作为一种筛查性手段。

2.腹部平片与静脉尿路造影

腹部平片应包括双肾区、双侧输尿管及膀胱区。在获得腹部平片后应该首先观察骨骼系统有无异常、伤侧膈肌是否增高等泌尿系之外的变化,及时判断有无多脏器损伤的可能。对于开放性肾损伤的患者,通过腹部平片还可以了解体内有无金属利器,断裂刀具以及子弹或碎弹片的残留。

静脉尿路造影通常采用大剂量造影剂快速静脉推入后连续观察的手段。当静脉尿路造影显示患肾不显影表明功能严重受损,可能为肾损伤严重或肾动脉栓塞,而肾动脉栓塞的可能性约占50%。

3.CT

CT对肾周血肿及尿外渗范围的判断能力均优于静脉尿路造影。采用增强扫描可观察肾实质缺损部位、程度,辨别有无肾动脉或分支的损伤和栓塞。采用螺旋CT可更清晰地显示复杂肾损伤的生理解剖学图像。CT应包括全腹及盆腔,必要时口服对比剂或灌肠以排除胃肠道的破裂,达到了解腹膜内脏器有无合并伤的目的,为重度肾损伤患者是否能采用非手术治疗提供更多信息,避免过多开放手术导致肾切除的风险,尤其是孤立肾及双肾损伤患者。

CT 平扫对创伤部位、深度、肾血管损伤,有无尿外渗及肾功能的判断效果差,常需增强扫描补充。临床经验认为无论是闭合性还是贯通性损伤常常以 CT 作为首选,避免过多地搬动患者,并能为医师对病情判断提供更快更有价值的信息。

**四、分级**

肾损伤的分级在肾损伤的诊断与治疗中意义重大,对肾损伤严重程度的正确评估是制订合理的进一步检查和处理措施的基础。而根据肾损伤的分级判断患者能否进行进一步检查,选择何种治疗手段,最大限度地达到救治患者及保护患肾的目的。

最初肾损伤按其损伤机制进行分类,即分为闭合性损伤及贯通性损伤,其中包括医源性损伤及自发性肾破裂等。

为了临床诊治的方便,有学者提出肾损伤只分轻度和重度。轻度损伤为肾挫伤、被膜下少量血肿、肾浅表裂伤。重度损伤为肾深层实质裂伤、裂伤深达髓质及集合系统、肾血管肾蒂损伤、肾破碎、肾周大量血肿。并认为轻度损伤占 70%,破碎肾和肾蒂损伤占 10%~15%。也有学者将肾损伤分为轻度、中度、重度。轻度为肾挫伤和小裂伤占 70%,中度为较大裂伤,约占 20%,重度为破碎伤及肾蒂损伤,约占 10%。

然而,这些分级及分类方法只是根据肾脏本身的损伤程度限定的,并不完全反映伤者的整体状况。创伤患者的特点和整体状况密切相关,如肾损伤常常同时合并多脏器的损伤。然而,目前关注更多的问题是对肾损伤的评估应该建立在对患者全身状况正确评估的基础上,尤其是合并多脏器损伤的患者,在进一步的临床检查和治疗过程中常常需要多个科室医师的密切配合。因此,不论何种肾损伤的分级方法都不能替代对患者全身状况的评估。

**五、肾脏损伤的治疗**

在肾损伤的临床治疗中,如何选择手术时机和手术方法一直都是泌尿外科医师关注的问题。在决定治疗方式之前,更重要的一点就是需要判断患者是否具有手术适应证。而手术适应证的判断主要是根据患者的创伤史、损伤的种类与程度、送入急诊室后的临床表现及全面检查的结果决定。

**(一)急诊救治**

实际上,对送入急诊室的创伤患者来讲,临床治疗和检查是同步进行的。通过对血压、脉搏、呼吸及体温等生命体征的监测,需要立即决定患者是否需要输血、输液或复苏处理。在询问创伤史的同时,完成各项常规检查。根据创伤的分类即闭合性或开放性损伤,初步判断患者是单纯肾损伤还是多脏器损伤。对于仅怀疑为单纯肾损伤的患者,应该根据患者有无血尿以及血尿常规检查和B超等辅助检查的结果决定患者进一步的治疗计划。如果是多脏器损伤需要与相关科室的医师取得联系,共同决定下一步临床检查的内容和救治方案。

### (二)保守治疗

肾脏闭合性损伤的患者90%以上可以通过保守治疗获得治疗效果。近年来随着影像技术的进展与普及,尤其是CT检查,对闭合性肾损伤患者肾脏损伤的程度能够获得明确的判断,手术探查发生率明显下降。手术探查往往会出现难以控制的出血而导致患肾切除,因此,需要严格把握手术探查的适应证。一般认为接受保守治疗的患者应该具备以下条件:①各项生命体征平稳;②闭合性损伤;③影像学检查结果显示肾损伤分期为Ⅰ、Ⅱ期的轻度损伤;④无多脏器损伤的发生。

在保守治疗期间应密切观察各项生命体征是否平稳,采取输液,必要时输血补充血容量和维持水电解质平衡等支持疗法,并给以抗生素预防感染。注意血尿的轻重腹部肿块扩展及血红蛋白、血细胞比容的改变。患者尿量减少,要注意患者有无休克或伤后休克期过长发生急性肾衰可能。患者有先天性畸形或伤前有病理性肾病如先天性孤立肾,对侧肾有病理性肾功能丧失而发生肾血管栓塞,尿路血块梗阻等均可导致尿量减少或无尿。必要时进行影像学检查或复查,随时对肾损伤是否出现进展或并发症进行临床判断和救治。在观察期间病情有恶化趋势时应及时处理或手术探查。

接受保守治疗的患者需要绝对卧床2周以上,直到尿液变清,并限制活动至镜下血尿消失。因伤后损伤组织脆弱,或局部血肿,尿外渗易发生感染,因此往往在伤后1～3周内因活动不当常可导致继发出血。

### (三)介入治疗

随着血管外科介入治疗的发展,越来越多的肾损伤患者可以通过介入治疗获得明确的效果。当肾损伤合并出血但血流动力学平稳,由于其他损伤不适宜开腹探查或延迟性再出血,术后肾动静脉瘘及肾动脉分支损伤,均可采用选择性动脉插管技术,在动脉造影的同时栓塞出血的肾动脉。由于介入治疗失败后还存在外科治疗的可能,因此对暂时不具备外科治疗适应证,同时存在出血风险的患者可以考虑进行血管造影及介入治疗。目前介入治疗可以达到超选择性血管栓塞的效果,对止血以及保护肾功能都具有临床意义。介入治疗尤其适用于对侧肾缺如,或对侧肾功能不全的肾损伤患者。肾损伤患者介入治疗后需要卧床休养和观察,在此期间一旦病情发生变化需要外科治疗时应该积极准备下一步外科治疗的实施。

### (四)外科治疗

对于肾损伤患者,在决定外科治疗时应该考虑的几个问题是该患者是否需要手术治疗,手术治疗的目的是外科探查还是目标明确的肾修补术。在外科治疗之前一定要明确对侧肾脏的状况,同时要告知患者及其家属伤侧肾脏有切除的可能。因为不论是手术探查还是肾修补术,手术前都很难判断伤侧肾脏的具体情况,必要时术者需要术中和向患者家属交代病情,决定手术方式。

1.外科探查

外科探查主要见于下列几种状况。

(1)难以控制的出血:由于肾外伤导致大量的持续性显性出血或全身支持疗法不能矫正休克状态的患者,应立即手术止血挽救生命。可以在手术中进行静脉尿路造影了解双肾功能。

(2)腹部多脏器损伤:腹部脏器损伤是手术适应证。肾损伤往往伴有腹部多脏器损伤。腹部多脏器损伤采用 CT、超声波等综合诊断后可以进行手术,同时探查肾脏损伤状况。

(3)大量尿外渗:尿外渗是由于肾损伤导致肾脏集合系统包括肾盂、输尿管连接部损伤断裂所致。少量的尿外渗大部分可以自然愈合,大量的尿外渗可形成尿性囊肿,若继发感染后导致脓肿及肾出血。肾损伤后出现大量尿外渗的患者,应该积极进行手术探查尽早修补集合系统的损伤。

2.外科探查原则

(1)外科探查前或打开腹膜后血肿前未作影像学检查者应手术中行大剂量静脉尿路造影,了解肾损伤严重程度及对侧肾功能。对侧肾脏有病理性改变及先天阙如者应尽力保留伤肾。对侧肾功能正常者原则上也需尽力保留,不能轻易切除伤肾。

(2)在打开后腹膜清除肾周血肿暴露肾脏前必须控制肾脏的血液循环,以避免出现难以控制的出血而导致生命危险及患肾切除。

(3)探查时肾血管控制温缺血时间不应超过 60 分钟,如超时需用无菌冰降温并给予肌苷以保护肾功能的恢复。

(4)暴露整个肾脏并仔细检查肾实质、肾盂、输尿管及肾血管,并评估损伤程度,注意有无失去活力组织及尿外渗。

(5)需彻底清创,尤其是因枪伤所致的肾损伤。清除因子弹爆炸效应出现的组织缺血、坏死,可减少术后感染、出血及高血压等并发症。

(6)腹膜后留置导管引流。因肾损伤常累及集合系统,术后尿外渗及渗血可经引流管导出,避免术后尿性囊肿及感染等并发症。

3.外科探查手术入路

(1)急性肾创伤的手术探查最好采取经腹途径,以便探查腹腔脏器和肠管。通常取剑突下至耻骨的腹正中切口,此入路能在打开肾周筋膜清理血肿前较易游离并控制双肾的动脉及静脉。

(2)迅速进入腹腔,在出血不严重时探查腹腔脏器并可修补。在探查肾脏之前,如有必要,应先对大血管、肝脏、脾脏、胰腺和肠管创伤进行探查及处理。当出血证实主要来自肾脏应尽快暴露肾血管及肾脏控制出血。

(3)由于腹膜后有大量血肿使正常解剖关系破坏变形,需仔细辨别标志。可提起小肠暴露后腹膜,在肠系膜下动脉、主动脉前壁向下剪开后腹膜。血肿过大难以辨认主动脉时可以肠系膜静脉作为标志,祛除血肿找到主动脉前壁向下剪开后腹膜。

(4)从左肾静脉与下腔静脉连接处提起左肾静脉较易暴露双侧肾动脉和腹主动脉。游离双肾的动脉静脉,注意约 25% 的患者双侧有多个肾动脉,而 15% 的患者有多个肾静脉。多个肾静脉者约 80% 发生在右侧肾脏。

(5)将游离的肾脏血管分别用橡皮带提起或用无损伤血管钳夹住。确保肾血管已得到控制后,提起伤肾侧结肠,剪开侧腹膜并打开肾周筋膜清理肾周血肿并完全暴露肾脏,观察肾脏损伤程度及范围。也可分别从升结肠或降结肠外侧腹膜处剪开上至肝区或脾区,将结肠推向中线,暴露肾脏血管。

4.肾修补缝合术和肾部分切除术

当肾裂伤比较限局时可行肾脏修补缝合术控制出血。在肾上极或下极有严重裂伤也可采用肾部分切除术。在控制肾血管及暴露肾脏之后,剥离肾包膜并尽可能保留肾包膜,锐性清除破碎及无活力组织。肾创伤断面有撕裂肾盏或肾盂及较大血管可用蚊式钳夹住并以 4-0 可吸收铬制线间断缝扎关闭破碎集合系统及止血。再以 2-0 铬制缝线通过肾包膜贯穿褥式缝合裂开肾实质,以游离的包膜遮盖肾裂伤处,避免术后出血。结扎缝线时应松紧适度,于裂伤及缝线处置垫备好的脂肪或可吸收的明胶海绵,避免结扎缝线用力过度,撕裂肾实质。包膜短缺也可用带蒂网膜或邻近裂伤处腹膜遮盖创面并缝合止血。网膜中间切开勿损伤主要血管。将其网膜片由外侧裹向前方,可用 1-0 可吸收肠线绑扎数道避免大网膜滑脱。开放肾循环观察无出血后,冲洗伤口并腹膜后留置引流管一根,缝合伤口。大网膜包裹伤肾,取材方便,能增加伤肾血供,可促进其恢复。

肾脏损伤后的修复技术可影响损伤的愈合。过多的缝合肾实质可能导致局部压迫性坏死,破坏肾实质的结构。因此尽可能缝合肾包膜而少缝肾实质。包膜不够时可用腹膜或大网膜移植皮片或特殊结构网套(polyglycolic,聚乙醇酸网)包绕肾脏。应用该网套 60 天可完全吸收。肾被膜重建完整而用肠线缝合三个月仍有肠线残留且伴炎性反应。因此采用合成缝线较铬制肠线更佳。

5.肾切除术

术中发生难以控制的出血,肾蒂损伤,集合系统断裂无法修复与吻合,或肾栓塞时间过长,功能难以恢复时,在对侧肾功能良好的情况下可考虑肾切除术。以肾蒂钳双重钳夹肾蒂,剪断肾蒂血管,用 10 号丝线双重结扎及缝扎肾蒂血管,钳夹及剪断上段输尿管,以 7 号丝线结扎输尿管远端。切除伤肾后清除血肿并冲洗肾窝,如止血充分可不置引流管。如放置引流可于术后 1~3 天去除。

6.肾切除术的适应证

肾创伤修补术受很多因素影响。体温低、凝血功能差的病情不稳定患者,如果对侧肾脏功能良好则不应冒险进行肾修补术。如前所述,24 小时内有计划的紧急处理(包扎伤口、控制出血和纠正代谢和凝血异常)为治疗提供了选择机会。对于广泛肾创伤,如行肾修补术危及患者生命时,应立即采取完整肾切除术。Nash 和同伴回顾由于肾创伤行肾切除术的病例时发现,77%的肾切除是因为肾实质、血管创伤和严重的复合伤,其余的 23%是在肾修补术中因血流动力学不稳定而被迫施行肾切除术。

7.肾损伤外科治疗术后观察要点

(1)注意观察生命体征,包括血压、脉搏、体温、尿量、尿颜色、伤口出血、血红蛋白、血细胞比容等变化,必要时可用止血药物。

(2)保持卧床 2 周以上,直到尿液变清。

(3)引流管无血性液体或尿外渗等分泌物排出可于术后 5~10 天去除。

(4)采用抗感染治疗一个月。

(5)定期检测肾功能及影像学检查。

(6)观察可能发生的并发症如延迟性出血,局部血肿,尿性囊肿,脓肿形成及高血压等,必要时应用超声及 CT 检查。根据不同情况选用穿刺引流,选择性肾动脉栓塞或再次手术肾切除等方法治疗。

### (五)医源性损伤的救治

在医源性损伤的救治过程中,及时明确诊断非常重要。由于医源性损伤主要是由于各种腔镜操作不当引起,因此规范化的腔镜操作是预防医源性损伤的唯一途径。一旦发生医源性损伤,应该及时进行治疗,以免延误最佳治疗时机。

1.肾血管损伤引起的大量出血

腔镜操作引起肾血管或腔静脉损伤并继发的大量出血往往来势迅猛,突然之间腔镜的视野全部被出血掩盖。这时就需要迅速判断可能的出血部位。经过迅速的腔内处理仍然达不到止血效果时应该及时改开放手术,在清晰的视野下完成损伤血管的修复手术。

腹腔镜操作引起肾静脉或腔静脉损伤的另一个特点是由于气腹的高压状态,即使发生了损伤也有可能无明显的出血。当解除或降低气腹压力后,才能表现出明显的出血。对于这类状况最好的处理也是及时发现出血,可以在降低气腹压力后再次观察,或及时观察引流管的引流液,一旦确认有活动性出血应该积极处理。

2.肾周血肿、肾裂伤或尿外渗

腔镜操作引起的肾周血肿、肾裂伤或尿外渗一般通过手术中的缝合处理都能够达到救治的目的,但是需要引起重视的是手术后应该按照肾外伤的处理原则观察引流液的状况、必要的卧床休息和追加的抗感染治疗。

## 六、肾脏损伤的并发症

### (一)尿外渗和尿性囊肿

国外报道闭合性肾损伤尿外渗发生率为 $2\%\sim18\%$,而贯通伤为 $11\%\sim26\%$。未处理的尿外渗一般伤后 $2\sim5$ 天可在腹膜后脂肪组织蓄积,随着尿液蓄积增多,周围组织纤维化反应,形成纤维包膜或囊壁而成尿性囊肿。尿性囊肿可在伤后数周内形成,也可在数年后形成,尿外渗或尿性囊肿的出现表明肾的集合系统损伤,也可能因血块、输尿管壁及周围血肿压迫导致尿液引流不畅而外渗。

持久的尿外渗可以导致尿囊肿、肾周感染和肾功能受损。这些患者应早期给予全身抗生素治疗,同时严密观察病情。在多数情况下,尿外渗会自然消退。如果尿外渗持续存在,那么置入输尿管支架常常可以解决问题。尿性囊肿可采用在超声或 CT 引导下的穿刺引流,将 22 号穿刺针,经腰部皮肤进入囊腔,抽取液体标本做常规检查、培养,用扩张器逐个扩张通道至使 F12～F16 导管等进入囊内,排空渗出的尿液。长期引流尿液不能减少或消失,应考虑损伤严重或远端输尿管有狭窄或梗阻因素。尿性囊肿长期刺激和梗阻可使肾周组织纤维化,影响肾脏功能,当肾已失去功能,破坏严重,在对侧肾功能良好情况下可考虑肾切除术。

### (二)延迟性出血

迟发的肾脏出血在创伤后数周内都有可能发生,但通常不会超过 3 周。最基本的处理方法为绝对卧床和补液。迟发性出血的处理应该根据患者全身状况,出血严重程度及影像学检查结果而定,大量出血危及生命应急诊手术。如果表现为持续性的出血,可以进行血管造影确定出血部位后栓塞相应的血管。

### (三)肾周脓肿

肾创伤后肾周脓肿极少发生,但持续性的尿外渗和尿囊肿是其典型的前兆。肾周脓肿可有急性及慢性表现两种。急性表现可在伤后 5～7 天出现高热、腰背疼痛、叩击痛,甚至腹胀、肠梗阻症状。慢性特点仅表现为低热、盗汗、食欲下降、体重下降,出现感染迹象时应特别注意有可能发生继发性出血。其诊断主要根据超声与 CT 检查。

早期可以经皮穿刺引流,必要时切开引流。应注意肾周脓肿往往是多房性,当引流不畅时,应手术将其间隔破坏,保证引流通畅,或切除已破坏的肾脏。根据感染细菌类型及敏感性选用相应抗生素控制感染。

### (四)肾性高血压

创伤后早期发生高血压很少有报道,多数患者出现肾损伤后高血压,一般在伤后一年内。然而临床发现有早在伤后一天内就有高血压表现,也有在 20 年后才出现高血压。创伤后发生肾性高血压的机制:①肾血管外伤直接导致血管狭窄或阻塞;②尿外渗压迫肾实质;③创伤后发生的肾动静脉瘘。在以上因素的作用下,肾素-血管紧张素系统由于部分肾缺血而受到刺激,进而引起高血压。

# 第二节　输尿管损伤

## 一、病因

输尿管是位于腹膜后间隙的细长管状器官,位置较深,有一定的活动范围,一般不易受外力损伤。输尿管损伤多为医源性。

### (一)外伤损伤

#### 1.开放性损伤

外界暴力所致输尿管损伤率约为 4%，主要是由刀伤、枪伤、刃器刺割伤引起。损伤不仅可以直接造成输尿管的穿孔、割裂或切断，而且继发感染，导致输尿管狭窄或漏尿。

#### 2.闭合性损伤

多发生于车祸、高处坠落及极度减速事件中，损伤常造成胸腰椎错位、腰部骨折等。损伤机制有两方面：一方面由于腰椎的过度侧弯或伸展直接造成输尿管的撕脱或断裂；另一方面由于肾脏有一定的活动余地，可以向上移位，而相对固定的输尿管则被强制牵拉，造成输尿管的断裂，最常见的就是肾盂输尿管连接处断裂。

### (二)手术损伤

医源性损伤是输尿管损伤最常见的原因，常见于外科、妇产科的腹膜后手术或盆腔手术，如子宫切除术、卵巢切除术、剖宫产、髂血管手术、结肠或直肠的肿瘤切除术等。临床上尤以子宫切除术和直肠癌根治术损伤输尿管最为常见。

### (三)器械损伤

随着腔内泌尿外科的发展及输尿管镜技术的不断进步，输尿管镜引起输尿管损伤率也由 7% 下降至 1%～5%。

#### 1.输尿管插管损伤

在逆行肾盂造影、经皮肾镜取石术（PCNL）术前准备、留置肾盂尿标本等检查或操作时需行输尿管插管，若输尿管导管选择不当、操作不熟练会引起输尿管损伤，尤其是在狭窄段和交界段。轻者黏膜充血水肿，重者撕裂穿孔。

#### 2.输尿管镜检查损伤

输尿管扭曲成角或连接、交界处处于弯曲时，行硬性输尿管镜检查，如果操作不当或输尿管镜型号选择不当，就会损伤输尿管，形成假道或穿孔，甚至输尿管完全断裂。

#### 3.输尿管碎石损伤

无论是选择取石钳、套石篮还是输尿管镜下钬激光碎石，较大的结石长期嵌顿刺激，结石周围黏膜水肿，甚至形成息肉，对于这种情况如果强制通过输尿管镜或导丝可能损伤输尿管。

**4.其他碎石损伤**

腔镜下使用激光或体外冲击波碎石治疗输尿管结石,可能会发生不同程度的管壁损伤。

**(四)放疗损伤**

宫颈癌、前列腺癌等患者接受放疗后,输尿管管壁易水肿、出血、坏死,进而形成纤维瘢痕或尿瘘。

**二、临床表现**

输尿管损伤的临床表现复杂多样,有可能出现较晚,也有可能不典型或者被其他脏器损伤所掩盖。常见的临床表现如下。

**(一)尿外渗**

开放性手术所致输尿管穿孔、断裂,或其他原因引起输尿管全层坏死、断离者,都会有尿液从伤口中流出。尿液流入腹腔会引起腹膜炎,出现腹膜刺激征;流入后腹膜,则引起腹部、腰部或直肠周围肿胀、疼痛,甚至形成积液或尿性囊肿。

**(二)血尿**

血尿在部分输尿管损伤中会出现,可表现为镜下或肉眼血尿,具体情况要视输尿管损伤类型而定。输尿管完全离断时,可以表现为无血尿。

**(三)尿瘘**

溢尿的瘘口1周左右就会形成瘘管。瘘管形成后常难以完全愈合,尿液不断流出,常见的尿瘘有输尿管皮肤瘘、输尿管腹膜瘘和输尿管阴道瘘等。

**(四)感染症状**

输尿管损伤后,自身炎症反应、尿外渗及尿液聚集等很快引起机体炎症反应,轻者局部疼痛、发热、脓肿形成,重者发生败血症或休克。

**(五)无尿**

如果双侧输尿管完全断裂或被误扎,伤后或术后就会导致无尿,但也要与严重外伤后所致休克、急性肾衰竭引起的无尿相鉴别。

**(六)梗阻症状**

放射性或腔内器械操作等所致输尿管损伤,由于长期炎症、水肿、粘连等,晚期会出现受损段输尿管狭窄甚至完全闭合,进而引起患侧上尿路梗阻,表现为输尿管扩张、肾积水、腰痛、肾衰竭等。

### (七)合并伤表现

表现为受损器官的相应症状,严重外伤者会有休克表现。

## 三、诊断

### (一)病史

外伤、腹盆腔手术及腔内泌尿外科器械操作后,如果出现伤口内流出尿液或一侧持续性腹痛、腹胀等症状时,均应警惕输尿管损伤的可能性。

### (二)辅助检查

1.静脉尿路造影

部分输尿管损伤可以通过静脉尿路造影显示。

(1)输尿管误扎:误扎的输尿管可能完全梗阻或者通过率极低,因而造影剂排泄障碍,出现输尿管不显影或造影剂排泄受阻。

(2)输尿管扭曲:输尿管可以表现为单纯弯曲,也可以表现为弯曲处合并狭窄引起完全或不完全梗阻。前者造影剂可以显示扭曲部位,后者表现为病变上方输尿管扩张,造影剂排泄受阻。

(3)输尿管穿孔、撕脱、完全断裂:表现为造影剂外渗。

2.逆行肾盂造影

表现为在受损段输尿管插管比较困难,通过受阻。造影剂无法显示,自破裂处流入周围组织。该检查可以明确损伤部位,了解有无尿外渗及外渗范围,需要时可以直接留置导管引流尿液。

3.膀胱镜检查

膀胱镜不仅可以直视下了解输尿管开口损伤情况,观察有无水肿、黏膜充血,而且可以观察输尿管口有无喷尿或喷血尿,判断中上段输尿管损伤、梗阻的情况。

4.CT

可以良好显示输尿管的梗阻、尿外渗范围、尿瘘及肾积水等,尤其配合增强影像可以进一步提高诊断准确率。

5.B超

B超简易方便,可以初步了解患侧肾脏、输尿管梗阻情况,同时发现尿外渗。

6.放射性核素肾图

对了解患侧肾功能及病变段以上尿路梗阻情况有帮助。

（三）术中辨别

手术中,如果高度怀疑输尿管损伤时,可以应用亚甲蓝注射来定位诊断。方法是将 $1\sim2$ mL 亚甲蓝从肾盂注入,仔细观察输尿管外是否有蓝色液体出现。注射时不宜太多太快,因为过多亚甲蓝可以直接溢出或污染周围组织,影响判断。

**四、治疗**

输尿管损伤的处理既要考虑输尿管损伤的部位、程度、时间及肾脏膀胱情况,又要考虑患者的全身情况,了解有无严重合并伤及休克。

**（一）急诊处理**

（1）首先抗休克治疗,积极处理引起输尿管损伤的病因。

（2）术中发现的新鲜无感染输尿管伤口,应一期修复。

（3）如果输尿管损伤 24 小时以上,组织发生水肿或伤口有污染,一期修复困难时,可以先行肾脏造瘘术,引流外渗尿液,避免继发感染,待情况好转后再修复输尿管。

**（二）手术治疗**

1.输尿管支架置放术

对于输尿管小穿孔、部分断裂或误扎松解者,可放置双 J 管或输尿管导管,保留 2 周以上,一般能愈合。

2.肾造瘘术

对于输尿管损伤所致完全梗阻不能解除时,可以肾脏造瘘引流尿液,待情况好转后再修复输尿管。

3.输尿管成形术

对于完全断裂、坏死、缺损的输尿管损伤者,或保守治疗失败者,应尽早手术修复损伤的输尿管,恢复尿液引流通畅,保护肾功能。同时,彻底引流外渗尿液,防止感染或形成尿液囊肿。

手术中可以通过向肾盂注射亚甲蓝,观察术野蓝色液体流出,来寻找断裂的输尿管口。输尿管吻合时需要仔细分离输尿管并尽可能多保留其外膜,以保证营养与存活。

（1）输尿管-肾盂吻合术:上段近肾盂处输尿管或肾盂输尿管连接处撕脱断裂者可以行输尿管-肾盂吻合术,但要保证无张力。若吻合处狭窄明显时,可以留置双J管作支架,2周后取出。近年来,腹腔镜下输尿管-肾盂吻合术取得了成功,将是一个新的治疗方式。

(2)输尿管-输尿管吻合术:若输尿管损伤范围在 2 cm 以内,则可以行输尿管端端吻合术。输尿管一定要游离充分,保证无张力的吻合。双J管留置2周。

(3)输尿管-膀胱吻合术:输尿管下段的损伤,如果损伤长度在 3 cm 之内,尽量选择输尿管-膀胱吻合术。该手术并发症少,但要保证无张力及抗反流。双J管留置时间依具体情况而定。

(4)交叉输尿管-输尿管端侧吻合术:如果一侧输尿管中端或下端损伤超过1/2,端端吻合张力过大或长度不足时,可以将损伤侧输尿管游离,跨越脊柱后与对侧输尿管行端侧吻合术。尽管该手术成功率高,但也有学者认为不适合泌尿系肿瘤和结石的患者,以免累及对侧正常输尿管,提倡输尿管替代术或自体肾脏移植术。

(5)输尿管替代术:如果输尿管损伤较长,一侧或双侧病变较重,无法或不适宜行上述各种术式时,可以选择输尿管替代术。常见的替代物为回肠,也有报道应用阑尾替代输尿管取得手术成功者。近年来,组织工程学材料的不断研制与使用,极大地方便并降低了该手术的难度。

4.放疗性输尿管损伤

长期放疗往往会使输尿管形成狭窄性瘢痕,输尿管周围也会纤维化或硬化,且范围较大,一般手术修补输尿管困难,且患者身体情况较差时,宜尽早行尿流改道术。

5.自体肾脏移植术

当输尿管广泛损伤,长度明显不足以完成以上手术时,可以将肾脏移植到髂窝中,以缩短距离。手术要将肾脏缝在腰肌上,注意保护输尿管营养血管及外膜。不过需要注意的是,有 8% 的自体肾移植者术后出现移植肾无功能。

6.肾脏切除术

损伤侧输尿管所致肾脏严重积水或感染,肾功能严重受损或肾脏萎缩者,如对侧肾脏正常,则可施行肾脏切除术。另外,内脏严重损伤且累及肾脏无法修复者,或长期输尿管瘘存在无法重建者,也可以行肾脏切除术。

# 第三节　输尿管肠吻合口狭窄

## 一、输尿管肠吻合口狭窄的病因

多种因素可引起输尿管肠吻合口狭窄,包括输尿管解剖分离技术、应用于替代输尿管的肠管类型、吻合口的类型等。由于输尿管局部缺血是导致输尿管肠吻合口狭窄的主要原因,因此手术中对输尿管的解剖、分离至关重要。尽管在手术过程中需要将输尿管游离,使输尿管和准备吻合的肠管尽量靠近,但是不宜过分剥离输尿管外膜。因为输尿管的血供与输尿管外膜平行,过分剥离输尿管外膜可能引起远侧输尿管缺血及狭窄形成。当使用回肠代左侧输尿管时,输尿管应置于乙状结肠系膜的下方,主动脉上方。在左侧输尿管解剖分离后,多余的输尿管长度和可能形成的成角弯曲围绕肠系膜下动脉可能导致吻合口狭窄的发病率升高。

使用哪一段肠管来替代输尿管目前尚有争议。部分学者认为应用结肠替代输尿管能够形成抗反流的吻合口。但是,近来的文献报道应用抗反流的吻合口与未抗反流的吻合口在对肾脏功能的损害方面无明显优势。尽管缺乏客观的大宗随机研究结果,但越来越多的研究结果认为抗反流的吻合口术后引起狭窄的概率高于未抗反流的吻合口。Pantuck 等对 60 例行抗反流的输尿管肠吻合患者和 56 例直接吻合的患者随访 41 周,发现两者发生吻合口狭窄的比率分别为13％和1.7％。引起术后肾积水、肾盂肾炎、肾结石、肾功能不全的概率无统计学差异。Roth 等发现抗反流的吻合口引起狭窄的概率高于未抗反流的吻合口5 倍,而且认为引起吻合口狭窄的原因与手术经验无关。Studer 等报道了一项随机研究抗反流的吻合口与未抗反流的吻合口术后吻合口狭窄的研究结果。他们认为两者发生吻合口狭窄的比率分别为 13％和 3％。尽管没有足够证据证明尿液反流入成人肾脏是有害的,但是梗阻造成肾脏功能的损害是明确的。上述研究结果均支持使用未抗反流的吻合技术。

输尿管肠吻合口狭窄好发于左侧,发病率在 4％～8％。

## 二、输尿管肠吻合口狭窄的评估

对于接受任何类型尿流改道的患者术后了解上尿路情况最简单、微创的检查就是 B 超检查。如果患者 B 超检查提示肾积水,应行排泄性尿路造影了解狭窄的部位、长度及程度。假如发现结石或肿瘤复发,可考虑行 CT 或 MRI 检查。慢性肾积水的患者应用利尿肾图可了解单侧肾功能,明确是否存在功能性梗阻。如果患者肾功能不全,不宜行排泄性尿路造影和利尿肾图检查,可考虑作经皮肾穿刺造影并留置造瘘管,这样既可明确诊断又可以缓解肾积水。该项检查也可用于内镜治疗吻合口狭窄的术前评估,利于手术计划制订。此外,如果患者存在肾绞痛、复发性泌尿系感染、肾功能损害等情况,也应该进一步检查。

### 三、治疗

并非所有接受输尿管肠吻合的患者术后出现肾积水均需要接受外科干预。大多数接受输尿管肠吻合术的患者术后出现慢性肾积水的原因并非梗阻,这类患者不需要手术治疗。只有那些出现疼痛、感染、由于功能性梗阻导致肾功能不全的患者需要外科治疗。尽管在吻合口处出现恶性肿瘤复发的情况不多见,但是如果在狭窄部位出现不规则肿块,迅速增大,导致梗阻。若梗阻明显影响肾功能,则需要积极评估和外科手术。

妇科恶性肿瘤的患者接受盆腔脏器剜除+尿流改道的患者,术后出现肾积水及吻合口狭窄,治疗比较棘手。Penalver 等报道了 66 例这一类患者,95%在术前接受盆腔放疗。输尿管肠吻合术的早期和晚期并发症的发生率分别为22%和10%。85%的患者通过保守治疗(如肾穿刺造瘘)使术后并发症得到有效缓解。

#### (一)内镜治疗

内镜治疗输尿管肠吻合口狭窄的技术发展类似于内镜治疗输尿管梗阻的过程。最初的内镜治疗方法包括简单的球囊扩张、留置支架。由于上述方法的治疗效果,尤其是远期疗效不理想,内镜下应用电烧灼和激光对狭窄段进行内切开技术逐渐发展起来。目前,可弯曲的软性输尿管镜下应用钬激光切除输尿管肠吻合口狭窄正成为内镜治疗输尿管肠吻合口狭窄的先进技术。

内镜治疗输尿管肠吻合口狭窄与输尿管狭窄之间的不同之处在于治疗输尿管肠吻合口狭窄更倾向应用顺行的方法。首先建立经皮通道,缓解梗阻引起的肾积水以及可能同时合并的感染。一旦患者病情稳定,积水得到明显缓解,感染得到控制,球囊借助内镜通过经皮通道到达吻合口狭窄处,进行狭窄部位的扩张,直至狭窄环消失。或同样的方法置入支架,扩张狭窄环。由于支架容易出现黏液堵塞,导致治疗失败,多个治疗中心为避免上述情况发生,支架的留置时间一般为 4~8 周。

内镜下球囊扩张是最早用于治疗输尿管肠吻合口狭窄的内镜方法。该治疗方法近期的疗效尚可,远期疗效不理想。Ravery 等报道该方法治疗输尿管肠吻合口狭窄的近期有效率可达 61%。而 Shapiro 等对 37 例良性输尿管肠吻合口狭窄患者行球囊扩张术,术后进行 1 年以上的随访,认为总的有效率只有 16%,而重复扩张可提高疗效。Kwak 等对球囊扩张术后患者进行 9 个月随访,认为有效率低于 30%。最近,DiMarco 等对 52 例接受球囊扩张术的输尿管肠吻合口狭窄的患者进行 3 年的随访,仅有 5% 的有效率。

有学者报道了应用电烧灼的方法治疗输尿管肠吻合口狭窄。对于良性狭窄,该方法长期的有效率仅为 30%。Meretyk 等回顾了腔内电切治疗输尿管肠吻合口狭窄的长期疗效,15 例输尿管肠吻合口狭窄的患者接受平均长达 2.5 年的随访,结果发现总的有效率达到 57%。Cornud 等对接受经皮电切治疗输尿管肠吻合口狭窄的患者进行长期随访,重点比较内镜和 X 线引导的治疗效果。27 例患者拔除输尿管支架后进行超过 1 年的随访,总的有效率为 71%。研究发现,直接应用内镜引导或联合 X 线引导的治疗效果好于只用 X 线引导。有 1 例单用 X 线引导的患者术后出现右侧髂血管的损伤。因此,在内镜直视下行输尿管肠吻合狭窄电切术是相对安全、有效的方法。随着激光技术的发展,钬激光越来越多地应用于泌尿外科的临床治疗。钬激光是一种有效的切割工具,可应用于吻合口狭窄的切开。

左侧输尿管肠吻合口狭窄的腔内治疗较右侧难度大,大多数治疗失败的病例集中于左侧。左侧输尿管肠吻合口狭窄的腔内治疗的主要风险在于出血,可能与该侧输尿管与乙状结肠系膜邻近,手术过程中容易造成乙状结肠系膜损伤有关。因此,对于左侧输尿管肠吻合口狭窄的治疗应慎重考虑腔内治疗,开放手术可能是一种安全的选择。

**(二)开放手术**

在腔内治疗失败后,才考虑开放手术。开放手术治疗输尿管肠吻合口狭窄在技术上更具有挑战性,同时术后需要更长的时间恢复。但是开放手术的成功率较腔内手术高,尤其相对球囊扩张术。开放手术的远期成功率可达 80%。但是,如果狭窄段的长度大于 1 cm,术后复发率明显增加。左侧手术成功率要低于右侧。术后的并发症发生率大约为 11%。

# 第四节 膀 胱 损 伤

### 一、病因

膀胱位于盆腔深部,耻骨联合后方,周围有骨盆保护,通常很少发生损伤。究其受伤原因大体分为以下三种。

#### (一)外伤性

最常见的原因为各种因素引起的骨盆骨折,如车祸、高处坠落等;其次为膀胱在充盈状态下突然遭到外来打击,如下腹部遭受撞击、摔倒等;少见原因尚有火器、利刃所致穿通伤等。

#### (二)医源性

最常见于妇产科、下腹部手术,以及某些泌尿外科手术,如经尿道膀胱肿瘤电切术(TURBT)、经尿道前列腺切除术(TURP)及输尿管镜检查等均可导致膀胱损伤。尤其是近年来随着腹腔镜手术的日益开展,医源性损伤更加不容忽视。

#### (三)自身疾病

比较少见,可由意识障碍引起,如醉酒或精神疾病;病理性膀胱如肿瘤、结核等可致自发性破裂。

### 二、临床表现

无论何种原因,膀胱损伤病理上大体分为挫伤及破裂两类。前者伤及膀胱黏膜或肌层,后者根据破裂部位分为腹膜外型、腹膜内型及两者兼有的混合型,从而有不同的临床表现。

轻微损伤仅出现血尿、耻骨上或下腹部疼痛等;损伤重者可出现血尿、无尿、排尿困难、腹膜炎等。

#### (一)血尿

可表现为肉眼或镜下血尿,其中肉眼血尿最具有提示意义。有时伴有血凝块,大量血尿者少见。

#### (二)疼痛

多为下腹部或耻骨后的疼痛,伴有骨盆骨折时,疼痛较剧。腹膜外破裂者,疼痛主要位于盆腔及下腹部,可有放射痛,如放射至会阴部、下肢等。膀胱破裂至腹腔者,表现为腹膜炎的症状及体征:全腹疼痛、压痛及反跳痛、腹肌紧张、肠鸣音减弱或消失等。

### (三)无尿或排尿困难

膀胱发生破裂,尿液外渗,表现为无尿或尿量减少,部分患者表现为排尿困难,与疼痛、恐惧或卧床排尿不习惯等有关。

### (四)休克

休克常见于严重损伤者。由创伤及大出血所致,如腹膜炎或骨盆骨折。

## 三、诊断

膀胱损伤的病理类型关系到治疗效果,因而应尽量做出准确诊断。和其他疾病一样,需结合病史(如外伤、手术史等)及症状、体征,以及辅助检查,综合分析,做出诊断。

膀胱损伤常被腹部、骨盆外伤引起的症状干扰或被其所掩盖。当患者诉耻骨上或下腹部疼痛,排尿困难,结合外伤、手术史,耻骨上区触疼,腹肌紧张,以及肠鸣音减弱等,应考虑膀胱损伤的可能。

### (一)导尿检查

一旦怀疑膀胱损伤,即应马上给予导尿,如尿液清亮,可初步排除膀胱损伤;如尿液很少或无尿,应行注水试验:向膀胱内注入 $200\sim300$ mL 生理盐水,稍待片刻后抽出,如出入量相差很大,提示膀胱破裂。该方法尽管简便,但准确性差,易受干扰。

### (二)膀胱造影

膀胱造影是诊断膀胱破裂最有价值的方法,尤其是对于骨盆骨折合并肉眼血尿的患者。导尿成功后,经尿管注入稀释后的造影剂(如 $15\%\sim30\%$ 的复方泛影葡胺),分别行前后位及左右斜位摄片,将造影前后 X 线片比较,观察有无造影剂外溢及其部位。腹膜内破裂者,造影剂溢出至肠系膜间相对较低的位置或到达膈肌下方;腹膜外破裂者可见造影剂积聚在膀胱颈周围。亦有人采用膀胱注气造影法,向膀胱内注气,观察气腹症,以帮助诊断。需要指出的是,由于 $10\%\sim29\%$ 的患者常同时出现膀胱和尿道损伤,故在发现血尿或导尿困难时,尚应行逆行尿道造影,以排除尿道损伤。

### (三)CT 及 MRI

临床应用价值低于膀胱造影,不推荐使用。但患者合并其他伤需行 CT 或 MRI 检查,有时可发现膀胱破口或难以解释的腹部积液,应想到膀胱破裂的可能。

### (四)静脉尿路造影

在考虑合并有肾脏或输尿管损伤时,行 IVU 检查,同时观察膀胱区有无造影剂外溢,可辅助诊断。

### 四、治疗

除积极处理原发病及危及生命的并发症外,对于膀胱损伤,应根据不同的病理损伤类型,采用不同的治疗方法。

### (一)膀胱挫伤

一般仅需保守治疗,卧床休息,多饮水,视病情持续导尿数天,预防性应用抗生素。

### (二)腹膜外膀胱破裂

钝性暴力所致下腹部闭合性损伤,如患者情况较好,不伴有并发症,可仅予以尿管引流。主张采用大口径尿管(22 Fr),以确保充分引流。2 周后拔除尿管,但拔除尿管前推荐行膀胱造影。同时应用抗生素持续至尿管拔除后 3 天。

以下情况应考虑行膀胱修补术:①钝性暴力所致腹膜外破裂,有发生膀胱瘘、伤口不愈合、菌血症的潜在可能性时;②因其他脏器损伤行手术探查时,如怀疑膀胱损伤,应同时探查膀胱,发现破裂,予以修补;③骨盆骨折在行内固定时,应对破裂的膀胱同时修补,防止尿外渗,从而减少内固定器械发生感染的机会。而对于膀胱周围血肿,除非手术必需,否则不予处理。

### (三)腹膜内膀胱破裂

腹膜内膀胱破裂其裂口往往比膀胱造影所见要大得多,往往难于自行愈合,因而一旦怀疑腹膜内破裂,即应马上手术探查,同时检查有无其他脏器损伤。术中发现破裂,应用可吸收线分层修补,并在膀胱周围放置引流管。根据情况决定是单纯行留置导尿管,还是加行耻骨上膀胱高位造瘘,但最近观点认为后者并不优于单独留置导尿管。术后应用抗生素。有时,膀胱造影提示膀胱裂口很小,或患者病情不允许,可暂时行尿管引流,根据病情决定下一步是否行手术探查或修补。

以下两点需注意:①术中在修补膀胱裂口前,应检查输尿管有无损伤,通过观察输尿管口喷尿情况,静脉注射亚甲蓝或试行逆行插管来判定。输尿管壁内段或邻近管口的损伤,放置双J管或行膀胱输尿管再植术。②术中如发现直肠或阴道损伤,应将损伤的肠壁或阴道壁游离,重叠缝合加以修补,同时在膀胱与损伤部位之间填塞有活力的邻近组织,或者在修补的膀胱壁处注入生物胶,尽量减少膀胱直肠(阴道)瘘的发生;但结肠或直肠损伤时,如粪便污染较重,应改行结肠造瘘,二期修补。

### (四)膀胱穿通伤

应马上手术探查,目的有二:①观察有无腹内脏器损伤;②观察有无泌尿系损伤。发现膀胱破裂,分层修补;同时观察有无三角区、膀胱颈部或输尿管损伤,视损伤情况做对应处理。当并发直肠或阴道损伤时,处理同上。

对于膀胱周围的血肿,应予以清除。留置的引流管需在腹壁另外戳洞引出。术后应用抗生素。

# 第五节　膀　胱　结　石

膀胱结石是较常见的泌尿系统结石,好发于男性,男女比例约为10:1。膀胱结石的发病率有明显的地区和年龄差异。总的来说,在经济落后地区,膀胱结石以婴幼儿为常见,主要由营养不良所致。随着我国经济的发展,膀胱结石的总发病率已显著下降,多见于50岁以上的老年人。

## 一、病因

膀胱结石分为原发性和继发性两种。原发性膀胱结石多由营养不良所致,现在除了少数发展中国家及我国一些边远地区外,其他地区该病已少见。继发性膀胱结石主要继发于下尿路梗阻、膀胱异物等。

### (一)营养不良

婴幼儿原发性膀胱结石主要发生于贫困饥荒年代,营养缺乏,尤其是动物蛋白摄入不足是其主要原因。只要改善婴幼儿的营养,使新生儿有足够的母乳或牛乳喂养,婴幼儿膀胱结石是可以预防的。

**（二）下尿路梗阻**

一般情况下,膀胱内的小结石以及在过饱和状态下形成的尿盐沉淀常可随尿流排出。但当有下尿路梗阻时,如良性前列腺增生、膀胱颈部梗阻、尿道狭窄、先天畸形、膀胱膨出、憩室、肿瘤等,均可使小结石和尿盐结晶沉积于膀胱而形成结石。

此外,造成尿流不畅的神经性膀胱功能障碍、长期卧床等,都可能诱发膀胱结石的出现。尿液潴留容易并发感染,以细菌团、炎症坏死组织及脓块为核心,可诱发晶体物质在其表面沉积而形成结石。

**（三）膀胱异物**

医源性的膀胱异物主要有长期留置的导尿管、被遗忘取出的输尿管支架管、不被机体吸收的残留缝线、膀胱悬吊物、由子宫内穿至膀胱的 Lippes 环等,非医源性异物如发夹、蜡块等。膀胱异物可作为结石的核心而使尿盐晶体物质沉积于其周围而形成结石。此外,膀胱异物也容易诱发感染,继而发生结石。

当发生血吸虫病时,其虫卵亦可成为结石的核心而诱发膀胱结石。

**（四）尿路感染**

继发于尿液潴留及膀胱异物的感染,尤其是分泌尿素酶的细菌感染,由于能分解尿素产生氨,使尿 pH 升高,使尿磷酸钙、铵和镁盐的沉淀而形成膀胱结石。这种由产生尿素酶的微生物感染所引起、由磷酸镁铵和碳磷灰石组成的结石,又称为感染性结石。

含尿素酶的细菌大多数属于肠杆菌属,其中最常见的是奇异变形杆菌,其次是克雷伯杆菌、假单胞菌属及某些葡萄球菌。少数大肠埃希菌、某些厌氧细菌及支原体也可以产生尿素酶。

**（五）代谢性疾病**

膀胱结石由人体代谢产物组成,与代谢性疾病有着极其密切的关系,包括胱氨酸尿症、原发性高草酸尿症、特发性高尿钙、原发性甲状旁腺功能亢进症、黄嘌呤尿症、特发性低柠檬酸尿症等。

**（六）肠道膀胱扩大术**

肠道膀胱扩大术后膀胱结石的发生率达 36%～50%,主要原因是肠道分泌黏液所致。

**（七）膀胱外翻-尿道上裂**

膀胱外翻-尿道上裂患者在膀胱尿道重建术前因存在解剖及功能方面的异

常,易发生膀胱结石。在重建术后,手术引流管、尿路感染、尿液潴留等又增加了结石形成的危险因素。

## 二、病理

膀胱结石的继发性病理改变主要表现为局部损害、梗阻和感染。由于结石的机械性刺激,膀胱黏膜往往呈慢性炎症改变。继发感染时,可出现滤泡样炎性病变、出血和溃疡,膀胱底部和结石表面均可见脓苔。偶可发生严重的膀胱溃疡,甚至穿破到阴道、直肠,形成尿瘘。晚期可发生膀胱周围炎,使膀胱和周围组织粘连,甚至发生穿孔。

膀胱结石易堵塞于膀胱出口、膀胱颈及后尿道,导致排尿困难。长期持续的下尿路梗阻可使膀胱逼尿肌出现代偿性肥厚,并逐渐形成小梁、小房和憩室,使膀胱壁增厚和肌层纤维组织增生。长期下尿路梗阻还可损害膀胱输尿管的抗反流机制,导致双侧输尿管扩张和肾积水,使肾功能受损,甚至发展为尿毒症。肾盂输尿管扩张积水可继发感染而发生肾盂肾炎及输尿管炎。

当尿路移行上皮长期受到结石、炎症和尿源性致癌物质刺激时,局部上皮组织可发生增生性改变,甚至出现乳头样增生或者鳞状上皮化生,最后发展为鳞状上皮癌。

## 三、临床表现

膀胱结石的主要症状是排尿疼痛、排尿困难和血尿。疼痛可为耻骨上或会阴部疼痛,由结石刺激膀胱底部黏膜而引起,常伴有尿频和尿急,排尿终末时疼痛加剧。如并发感染,则尿频、尿急更加明显,并可发生血尿和脓尿。排尿过程中结石常堵塞膀胱出口,使排尿突然中断并突发剧痛,疼痛可向阴茎、阴茎头和会阴部放射。排尿中断后,患者须晃动身体或采取蹲位或卧位,移开堵塞的结石,才能继续排尿,并可缓解疼痛。

小儿发生结石堵塞,往往疼痛难忍,大声哭喊,大汗淋漓,常用手牵扯阴茎或手抓会阴部,并变换各种体位以减轻痛苦。结石嵌顿于膀胱颈口或后尿道,则出现明显排尿困难,尿流呈滴沥状,严重时发生急性尿潴留。

膀胱壁由于结石的机械性刺激,可出现血尿,并往往表现为终末血尿。尿流中断后再继续排尿亦常伴有血尿。

老年男性膀胱结石多继发于前列腺增生症,可同时伴有前列腺增生症的症状;神经性膀胱功能障碍、尿道狭窄等引起的膀胱结石亦伴有相应的症状。

少数患者,尤其是结石较大且有下尿路梗阻及残余尿者,可无明显的症状,仅在做 B 超或 X 线检查时发现结石。

### 四、诊断

根据膀胱结石的典型症状,如排尿终末疼痛、排尿突然中断,或小儿排尿时啼哭牵拉阴茎等,可做出膀胱结石的初步诊断。但这些症状绝非膀胱结石所独有,常需辅以 B 超或 X 线检查才能确诊,必要时做膀胱镜检查。

体检对膀胱结石的诊断帮助不大,多数病例无明显的阳性体征。结石较大者,经双合诊可扪及结石。婴幼儿直肠指检有时亦可摸到结石。经尿道将金属探条插入膀胱,可探出金属碰击结石的感觉和声音。目前此法已被 B 超及 X 线检查取代而很少采用。

实验室检查可发现尿中有红细胞或脓细胞,伴有肾功能损害时可见血肌酐、尿素氮升高。

超声检查简单实用,结石呈强光团并有明显的声影。当患者转动身体时,可见到结石在膀胱内移动。膀胱憩室结石则变动不大。

腹部平片亦是诊断膀胱结石的重要手段,结合 B 超检查可了解结石大小、位置、形态和数目,还可了解双肾、输尿管有无结石。应注意区分平片上的盆部静脉石、输尿管下段结石、淋巴结钙化影、肿瘤钙化影及粪石。必要时行静脉肾盂造影检查以了解上尿路情况,作膀胱尿道造影以了解膀胱及尿道情况。纯尿酸和胱氨酸结石为透 X 线的阴性结石,用淡的造影剂进行膀胱造影有助于诊断。

尿道膀胱镜检查是诊断膀胱结石最可靠的方法,尤其对于透 X 线的结石。结石在膀胱镜可一目了然,不仅可查清结石的大小、数目及其具体特征,还可明确有无其他病变,如前列腺增生、尿道狭窄、膀胱憩室、炎症改变、异物、癌变、先天性后尿道瓣膜及神经性膀胱功能障碍等。膀胱镜检查后,还可同时进行膀胱结石的碎石治疗。

### 五、治疗

膀胱结石的治疗应遵循两个原则:一是取出结石,二是去除结石形成的病因。膀胱结石如果来源于肾、输尿管结石,则同时处理;来源于下尿路梗阻或异物等病因时,在清除结石的同时必须去除这些病因。有的病因则需另行处理或取石后继续处理,如感染、代谢紊乱和营养失调等。

一般来说,直径<0.6 cm,表面光滑,无下尿路梗阻的膀胱结石可自行排出体外。绝大多数的膀胱结石均需行外科治疗,方法包括体外冲击波碎石术、内腔镜手术和开放性手术。

### (一)体外冲击波碎石术

小儿膀胱结石多为原发性结石,可首选体外冲击波碎石术;成人原发性膀胱结石≤3 cm者亦可以采用体外冲击波碎石术。膀胱结石进行体外冲击波碎石时多采用俯卧位或蛙式坐位,对阴囊部位应做好防护措施。由于膀胱空间大,结石易移动,碎石时应注意定位。较大的结石碎石前膀胱需放置 Foley 尿管,如需作第 2 次碎石,两次治疗间断时间应>1 周。

### (二)腔内治疗

几乎所有类型的膀胱结石都可以采用经尿道手术治疗。在内镜直视下经尿道碎石是目前治疗膀胱结石的主要方法,可以同时处理下尿路梗阻病变,如前列腺增生、尿道狭窄、先天性后尿道瓣膜等,亦可以同时取出膀胱异物。

相对禁忌证:①严重尿道狭窄经扩张仍不能置镜者;②合并膀胱挛缩者,容易造成膀胱损伤和破裂;③伴严重出血倾向者;④泌尿系统急性感染期;⑤严重全身性感染;⑥全身情况差不能耐受手术者;⑦膀胱结石合并多发性憩室应视为机械碎石的禁忌证。

一般采用蛛网膜下腔麻醉、骶管阻滞麻醉或硬膜外麻醉均可,对于较小、单发的结石亦可选择尿道黏膜表面麻醉。小儿患者可采用全身静脉麻醉。手术体位取截石位。

目前常用的经尿道碎石方式包括机械碎石、液电碎石、气压弹道碎石、超声碎石、激光碎石等。

#### 1.经尿道机械碎石术

经尿道机械碎石是用器械经尿道用机械力将结石击碎。常用器械有大力碎石钳(图 4-1)及冲压式碎石钳(图 4-2),适用于 2 cm 左右的膀胱结石。如同时伴有前列腺增生,尤其是中叶增生者,最好先行前列腺切除,再行膀胱碎石,两种手术可同时或分期进行。

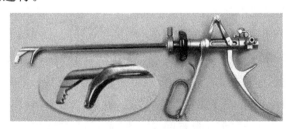

图 4-1　大力碎石钳

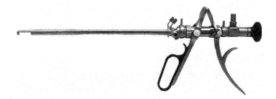

图 4-2　冲压式碎石钳

机械碎石有盲目碎石和直视碎石两种,盲目碎石现已很少使用,基本上被直视碎石所取代。直视碎石是先插入带内镜的碎石钳,充盈膀胱后,在镜下观察结石的情况并在直视下将碎石钳碎。操作简便,效果满意且安全。

由于膀胱结石常伴有膀胱黏膜的充血水肿,若碎石过程中不慎夹伤黏膜或结石刺破黏膜血管,有可能导致膀胱出血。因此,碎石前必须充盈膀胱,使黏膜皱褶消失,尽量避免夹到黏膜;碎石钳夹住结石后,应稍上抬离开膀胱壁,再用力钳碎结石。术后如无出血,一般无需留置导尿管。如伴有出血或同时做经尿道前列腺切除手术,则需留置导尿管引流,必要时冲洗膀胱。

膀胱穿通伤是较严重的并发症,由碎石钳直接戳穿或钳破膀胱壁所致。此时灌注液外渗,患者下腹部出现包块,有压痛,伴有血尿。如穿通至腹膜外,只需停留导尿管引流膀胱进行保守治疗和观察即可;如出现明显腹胀及大量腹水,说明穿通至腹腔内,需行开放手术修补膀胱。

2.经尿道液电碎石术

液电碎石的原理是通过置入水中的电极瞬间放电,产生电火花,生成热能制造出空化气泡,并进一步诱发形成球形的冲击波来碎石。

液电的碎石效果不如激光和气压弹道,而且其热量的非定向传播往往容易导致周围组织损伤,轰击结石时如果探头与膀胱直接接触可造成膀胱的严重损伤甚至穿孔,目前已很少使用。

3.经尿道超声碎石术

超声碎石是利用超声转换器,将电能转变为声波,声波沿着金属探条传至碎石探头,碎石探头产生高频震动使与其接触的结石碎裂。超声碎石常用内含管腔的碎石探头,其末端接负压泵,能反复抽吸进入膀胱的灌注液,一方面吸出碎石,另一方面使视野清晰并可使超声转换器降温,碎石、抽吸和冷却同时进行。

在膀胱镜直视下,将碎石探头紧触结石,并将结石压向膀胱壁而可进行碎石。注意碎石探头与结石间不能有间隙。探头不可直接接触膀胱壁,以减少其淤血和水肿。负压管道进出端不能接错,否则会使膀胱变成正压,导致膀胱破裂。

超声碎石的特点是简单、安全性高,碎石时术者能利用碎石探头将结石稳住,同时可以边碎边吸出碎石块。但由于超声波碎石的能量小,碎石效率低,操作时间较长。

**4.经尿道气压弹道碎石术**

气压弹道碎石于1990年首先在瑞士研制成功,至今已发展到第3代、同时兼备超声碎石和气压弹道碎石的超声气压弹道碎石清石一体机。

气压弹道碎石的原理是通过压缩的空气驱动金属碎石杆,以一定的频率不断撞击结石而使之破碎。气压弹道能有效击碎各种结石,整个过程不产生热能及有害波,是一种安全、高效的碎石方法。其缺点是碎石杆容易推动结石,结石碎片较大,常需取石钳配合使用。膀胱结石用气压弹道碎石时结石在膀胱内易移动,较大的结石需要时间相对比较长,碎石后需要用冲洗器冲洗或用取石钳将结石碎片取出膀胱。

使用超声气压弹道碎石清石一体机可同时进行超声碎石和气压弹道碎石,大大加快碎石和清石的速度,有效缩短手术时间。

**5.经尿道激光碎石术**

激光碎石是目前治疗膀胱结石的首选方法,目前常用的激光有钕-钇铝石榴石(Nd:YAG)激光、Nd:YAG双频激光(FREDDY波长为532 nm和1 064 nm)和钬-钇铝石榴石(Ho:YAG)激光,使用最多的是钬激光。

钬激光是一种脉冲式近红外线激光,波长为2 140 nm,组织穿透深度不超过0.5 mm,对周围组织热损伤极小。有直射及侧射光纤,365 $\mu$m的光纤主要用于半硬式内镜,220 $\mu$m的光纤用于软镜。钬激光能够粉碎各种成分的结石,碎石速度较快,碎石充分,出血极少,其治疗膀胱结石的安全性、有效性和易用性已得到确认,成功率可达100%。同时,钬激光还能治疗引起结石的其他疾病,如前列腺增生、尿道狭窄等。

膀胱镜下激光碎石术只要视野清晰,常不易伤及膀胱黏膜组织,术后无需作任何特殊治疗,嘱患者多饮水冲洗膀胱即可。

**(三)开放手术治疗**

耻骨上膀胱切开取石术不需特殊设备,简单易行,安全可靠,但随着腔内技术的发展,目前采用开放手术取石已逐渐减少,开放手术取石不应作为膀胱结石的常规治疗方法,仅适用于需要同时处理膀胱内其他病变时使用。

开放手术治疗的相对适应证:①较复杂的儿童膀胱结石;②>4 cm的大结

石;③严重的前列腺增生、尿道狭窄或膀胱颈挛缩者;④膀胱憩室内结石;⑤膀胱内围绕异物形成的大结石;⑥同时合并需开放手术的膀胱肿瘤;⑦经腔内碎石不能击碎的膀胱结石;⑧肾功能严重受损伴输尿管反流者;⑨全身情况差不能耐受长时间手术操作者。

开放手术治疗的相对禁忌证:①合并严重内科疾病者,先行导尿或耻骨上膀胱穿刺造瘘,待内科疾病好转后再行腔内或开放取石手术;②膀胱内感染严重者,先行控制感染,再行手术取石;③全身情况极差,体内重要器官有严重病变,不能耐受手术者。

# 第六节　膀胱出口梗阻

膀胱出口梗阻(BOO)是发生于膀胱颈部及其周围的任何病变导致膀胱尿液排出障碍的一种病理状态的统称。常见的疾病有前列腺增生症、前列腺肿瘤、前列腺切除术后瘢痕挛缩、膀胱段切除术后吻合口狭窄、膀胱颈部纤维化、先天性膀胱颈部梗阻、膀胱颈部炎症、膀胱颈部结核、膀胱颈部肿瘤、输尿管间嵴肥大、正中嵴肥大及膀胱颈部周围疾病压迫或累及膀胱颈部引起梗阻,如子宫颈癌、直肠癌等。

BOO 一旦发生,对上尿路的影响为双侧性,故肾脏的损害出现较晚,一般无上尿路损害的急性表现,但有明显的排尿困难症状。一旦引起双侧肾脏损害,其代偿能力差,易出现肾衰竭。

## 一、女性膀胱颈部梗阻

女性膀胱颈部梗阻可发生于任何年龄,以老年者居多,年龄越大发病率越高。病因、发病机制复杂,可能为膀胱颈纤维组织增生、膀胱颈部肌肉肥厚、慢性炎症所致的硬化以及老年女性激素平衡失调导致的尿道周围腺体增生等。

### (一)临床表现

由于女性尿道比较短直的解剖特点,并非所有的膀胱颈部梗阻患者均表现出典型的排尿困难,而表现为排尿迟缓和尿流缓慢者不在少数。随着病情进展患者尿流变细,逐渐发展为排尿费力,呈滴沥状;后期出现残余尿增多、慢性尿潴留、充盈性尿失禁。合并尿路感染的病例会出现膀胱刺激症状,梗阻严重者可有双肾输尿管积水及慢性肾衰竭。

**(二)诊断**

任何年龄女性如出现尿频尿急等下尿路症状,特别是出现进行性排尿困难应想到本病的可能,并进行下列针对性检查。

**1.膀胱颈部触诊**

部分成年妇女经阴道触摸膀胱颈部,可感到有不同程度的增厚,特别是尿道内置有导尿管时,膀胱颈部增厚更为明显。

**2.残余尿量测定**

可用 B 超或导尿法测定。导尿法测定残余尿量最为准确,排尿后即刻在无菌条件下导尿,放出的全部尿液即为残余尿。正常人残余尿在 10 mL 以下。通过插入导尿管,亦可直接了解尿管在膀胱颈部受阻情况。残余尿量与梗阻程度成正比。而残余尿量的多少也有助于治疗方法的选择。

**3.X 线检查**

排尿期膀胱尿道透视和拍片可了解排尿时膀胱颈部的活动情况。并可了解膀胱输尿管反流及程度。

**4.膀胱镜检查**

典型的表现:①膀胱的增生肥厚性病变(如小梁、憩室等);②膀胱颈部黏膜僵硬水肿,可见滤泡性增生;③颈口后唇突起,形成一堤坝样改变;有时可见膀胱颈呈环形狭窄,膀胱内口呈领圈样突起;④膀胱镜检查时,嘱患者作排尿动作,正常时膀胱后唇退出视野之外,而颈部梗阻者则失去此能力,其收缩运动减弱或消失,并可排除膀胱结石、肿瘤等原因引起的排尿梗阻。

**5.尿流动力学检查**

虽然尿流动力学检查在男性 BOO 诊断的价值已得到公认,但在女性尚无相应的诊断标准。最大尿流率检查被认为是一种最好的筛选方法,虽然尿流率低不能区别是膀胱颈梗阻引起或是逼尿肌无力引起,但如果同时做逼尿压力及尿流率,便可准确地确定有无膀胱颈梗阻。排尿时,如平均最大逼尿肌压(Pdet)高而最大尿流率($Q_{max}$)低,则提示存在梗阻;如 Pdet 与 $Q_{max}$ 均低,则表明逼尿肌收缩无力。

**6.上尿路检查**

对疑有上尿路损害者,均应做分泌性尿路造影或放射性核素检查。

**7.肾功能及血液生化检查**

双肾功能明显受损者,方出现氮质血症(血非蛋白氮、尿素氮、肌酐等升高),

故此检查不能早期揭示肾功能损害情况。酚红(PSP)排泄试验能较早地提示肾盂积水及肾功能状况。对肾脏已有损害的病员,还应检测钾、钠、氯及二氧化碳结合力等,以判断有无电解质平衡失调,有无酸中毒。

鉴别诊断上,本病主要应与神经源性膀胱、尿道狭窄、尿道息肉、尿道结石等疾病鉴别,可通过影像学检查、膀胱尿道镜结合尿动力学检查等进行鉴别。

### (三)治疗

#### 1.保守治疗

适用于症状较轻,排尿困难不明显者或无剩余尿者或无膀胱输尿管反流及肾功能损害者,治疗方法包括:选择性 α 受体阻滞剂,尿道扩张术等。合并尿路感染者,应在充分引流尿液的同时,选用有效的抗生素控制感染。

#### 2.手术治疗

(1)经尿道膀胱颈电切术:适用于有明显膀胱颈梗阻及保守治疗无效者。手术要点包括:切除部位从截石位 6 点开始,先用钩形电刀切至膀胱肌层,切开狭窄的纤维环,再以此为中心半月形电切 5～7 点的组织。手术过程中切除范围不要过大、过深,以长度为 1～2 cm 宽度为 0.5～1.0 cm为宜,使后尿道与膀胱三角区在电切后接近同一平面。手术时近可切除膀胱颈部的环形狭窄组织,而不可切除和损坏尿道括约肌环,否则可发生尿失禁或膀胱阴道瘘等并发症。

(2)膀胱颈楔形切除成形术:手术要点包括:打开膀胱后,在膀胱颈远侧约 1 cm处的尿道前壁缝一标志,在标志近侧至膀胱前壁做倒 Y 形切口,各壁长为 2～3 cm,交角恰位于膀胱颈上方,将 V 形膀胱瓣与切口远端创缘缝合,再依次将膀胱颈做 V 形缝合。

### 二、男性膀胱颈部梗阻

男性膀胱颈梗阻是一种常见病及多发病,分为功能性膀胱颈梗阻和膀胱颈挛缩。

功能性膀胱颈梗阻是由于膀胱颈自主神经功能失调引起的一种疾病,但神经系统检查无阳性体征。根据国际尿控协会的规定:排尿时有逼尿肌收缩,但膀胱颈开放不全或完全不能开放;内镜检查及尿道探子检查无器质性膀胱下尿路梗阻证据,且无明确神经病变者称为功能性膀胱颈梗阻。其病因可能与交感神经、膀胱颈部 α、β 受体兴奋性改变有关。

膀胱颈挛缩多认为是由于膀胱颈部及其周围脏器的慢性炎症导致膀胱颈部纤维化而致;亦可由各种前列腺手术时的损伤所致,以 TURP 术和前列腺摘除术后的膀胱颈挛缩发生率最高。

**(一)临床表现**

主要症状为下尿路梗阻症状：排尿困难、排尿迟缓、尿流变细、尿频和夜尿增多及排尿不尽感、急或慢性尿潴留、尿失禁甚至血尿等。

**(二)诊断**

1.病史

有排尿困难等下尿路症状，或于各种前列腺手术后出现排尿困难的病史。仔细分析临床症状和询问病史，对于确定梗阻的类型和估计梗阻的程度有重要价值。

2.体格检查

除了进行系统的体格检查外，应特别强调直肠指诊和尿道探子检查。

3.实验室检查

尿常规检查、血液生化检查，以了解尿液质量的改变和肾功能情况。

4.X 线检查

排泄性尿路造影能发现主要并发症和了解上尿路功能情况。尿道膀胱造影可从造影片上清晰显示出梗阻部位、程度和长度。

5.膀胱镜检查

可以直接观察梗阻部位并对梗阻的原因进行诊断，膀胱镜检查时可见内括约肌呈环状狭窄，把尿道和膀胱明显分开；膀胱颈抬高，膀胱颈呈苍白色或有玫瑰色，其表面通常光滑，缺少血管分布。

6.尿流动力学检查

普通尿流动力学检查和影像尿动力学检查对诊断有重要参考价值，应用该项检查在临床上有助于早期诊断。简单的自由尿流率测定可提供初步判断，最大尿流率<15 mL/s，提示存在下尿路梗阻的可能。在普通尿流动力学检查中，压力流率测定是公认的诊断手段，判断指标有A-G图和LinPURR图等方法。与A-G图相对应的是 A-G 数的应用，A-G 数＝最大尿流率时的膀胱逼尿肌压力－2 倍的最大尿流率。A-G数大于 40，表示有膀胱出口梗阻存在，数值越大表示梗阻越严重；A-G 数在 15～40 表示有梗阻可疑；A-G 数小于 15 表示无梗阻存在。

鉴别诊断如下。①尿道狭窄：多有尿道炎、尿道器械检查或外伤史。行尿道造影或尿道镜检查可明确尿道狭窄的部位和程度。②后尿道瓣膜：主要见于男童，排尿性膀胱尿道造影对鉴别诊断有重要价值。在膀胱颈部梗阻患者，瓣膜处有很薄一层充盈缺损,尿道镜检查可直接观察到瓣膜存在。③精阜肥大:先天性精阜肥大的临床表现与膀胱颈部挛缩相同,在排尿性膀胱尿道造影时可见到梗阻以上后尿道扩张,后尿道填充缺损。尿道镜检查可见到肥大隆起的精阜。④神经源性膀胱:多有神经受损病史,如脊髓炎、多发性脊髓硬化症、脊椎外伤等。神经系统的检查可鉴别此病,膀胱压力测定显示各类神经源性膀胱功能障碍的图像。⑤逼尿肌无力症:通过尿动力学检查可鉴别。⑥前列腺增生症:为老年人常见疾病,直肠指诊和尿道膀胱造影可鉴别。

**(三)治疗**

**1.保守治疗**

适用下列情况:①没有残余尿或残余尿少(10～20 mL);②无慢性肾功能不全;③无反复的尿路感染;④输尿管反流不明显。主要有 α 受体阻滞剂、糖皮质激素、抗生素等的应用。抗生素的应用:对合并有感染和施用尿道扩张器者,均应使用抗生素治疗。

**2.手术治疗**

(1)膀胱颈部扩张术:对先天性和原发性膀胱颈部挛缩,单纯应用尿道扩张术治疗效果多不满意,对前列腺增生切除术及经尿道前列腺电切术后的膀胱颈部梗阻,可应用尿道扩张治疗。

(2)膀胱颈切开术:楔形切开膀胱颈肌层,破坏其狭窄环。

(3)膀胱颈切除术:该术式适用于各种原因引起的膀胱颈部挛缩和小儿膀胱颈梗阻。方法是在膀胱颈后唇将黏膜弧形切开,于黏膜下潜行分离,显露膀胱颈肌层,将膀胱肌层作楔形切除。

(4)膀胱颈 Y-V 成形术:经耻骨后途径显露膀胱颈部及膀胱前壁,于膀胱前壁作 Y 形切口,将 V 形膀胱瓣与切口远端创缘缝合,以扩大膀胱颈部管腔。

(5)经尿道膀胱颈部电切术:切断环形缩窄环,使梗阻得以解除,有主张切开部位以膀胱颈截石位12点最佳,也有主张切开范围在 5～7 点位置;深度为切除膀胱颈部全层,至见到脂肪组织。术后持续尿管引流尿液 2～3 周,拔除尿管后行尿道扩张术,初时每周 1 次,连续 3 次后改为每2周 1 次,之后改为4周、2个月、3 个月、6 个月至 1 年扩张一次后,即可停止扩张。

# 第七节 尿 道 结 石

尿道结石占泌尿系统结石的 0.3%,绝大部分尿道结石为男性患者,女性只有在有尿道憩室、尿道异物和尿道阴道瘘等特殊情况下才出现。尿道结石分原发性和继发性两种,传统认为尿道结石常继发于膀胱结石,多见于儿童与老年人。一般认为,尿道结石在发展中国家以六水合磷酸镁铵和尿酸结石多见,发达国家草酸钙和胱氨酸结石多见。

男性尿道结石中,结石多见于前列腺部尿道,球部尿道,会阴尿道的阴茎阴囊交界处后方和舟状窝。有报道,后尿道占 88%(图 4-3),阴囊阴茎部尿道占8%,舟状窝占 4%。

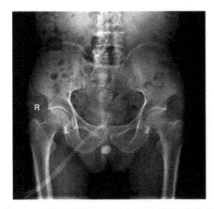

**图 4-3 后尿道结石,图中可见膀胱造瘘管**

## 一、临床表现

### (一)疼痛

原发性尿道结石常是逐渐长大,或位于尿道憩室内,早期可无疼痛症状。继发性结石多系上尿路排石排入尿道时,突然嵌入尿道内,常常突然感到局部剧烈疼痛及排尿痛,常放射至阴茎头部。阴茎部结石在疼痛部位可触及结石,位于后尿道内的结石,则会出现会阴部和阴囊部疼痛,可呈刀割样剧烈疼痛。

### (二)排尿困难

尿道结石阻塞尿道发生不同程度的排尿困难。表现为排尿费力,可呈滴沥状,尿线变细或分叉,射出无力,有时骤然出现尿流中断,并有强烈尿意,阻塞严重时出现残余尿和尿潴留,出现充盈性尿失禁。有时可出现急迫性尿失禁。

### (三)血尿及尿道分泌物

急症病例常有终末血尿或初始血尿,或排尿终末有少许鲜血滴出,伴有剧烈疼痛。慢性病例或伴有尿道憩室者,尿道口可有分泌物溢出,结石对尿道的刺激及尿道壁炎症溃疡,亦可出现脓尿。

### (四)尿道硬结与压痛

前尿道结石可在结石部位扪及硬结,并有压痛,后尿道结石应通过直肠指诊扪及后尿道部位的硬结。

### (五)其他症状

结石长期对局部的刺激,可引起尿道炎症、狭窄、尿道周围脓肿及尿道皮肤瘘、尿道直肠瘘,甚至引起一系列上尿路损害。后尿道结石可产生性交痛及性功能障碍。

## 二、诊断

### (一)病史及体检

除上述症状外,患者既往多有肾绞痛病史及尿道排出结石史。男性患者如发生排尿困难,排尿疼痛者,应考虑此病。男性前尿道结石在阴茎或会阴部可以摸到结石,后尿道结石可经直肠摸到。女性患者经阴道可摸到尿道憩室内结石。

### (二)金属尿道探杆检查

在结石部位能探知尿道梗阻和结石的粗糙摩擦感。

### (三)尿道镜检查

能直接观察到结石,肯定尿道结石的诊断,并可发现尿道并发症。

### (四)X 线检查

X 线检查是尿道结石的主要诊断依据。因为绝大部分尿道结石是 X 线阳性结石,平片检查即可显示结石阴影和结石的部位、大小、形状。应行全尿路平片检查以明确有无上尿路结石,必要时行尿道造影或泌尿系统造影,以明确尿路有无其他病变。

## 三、治疗

治疗应根据尿道结石的大小、形态、部位,尿道局部病变,以及有无并发症等情况而决定。有自行排石、尿道内注入麻醉润滑剂协助排石、尿道内原位或推入膀胱内行腔内碎石和开放手术切开取石等多种方法。新近进入尿道内的较小的继发性尿道结石,如尿道无明显病变,结石有自行排出的可能,或者经尿道注入利多卡因凝胶或者其他润滑剂将结石挤出。位置较深者,可插入细橡胶导尿管于结石停留之处,低压注入润滑剂数毫升,排尿时可能将结石冲出。前尿道的结石,可经止血钳夹出,但切忌盲目钳夹牵拉,或粗暴地企图用手法挤出,否则,会造成尿道黏膜的广泛损伤,继发炎症、狭窄。

后尿道的结石可先推至膀胱再行碎石治疗,如结石过大或固定于后尿道内,不能推入膀胱,可通过耻骨上切开膀胱,以示指探入后尿道内轻轻松动结石并扩张膀胱颈部,再将其取出。尿道憩室结石,处理结石的同时憩室应一并切除。随着腔内泌尿外科的发展,目前已可采用尿道镜或输尿镜气压弹道碎石或液电、钬激光碎石等腔内手术的方法处理前、后尿道结石。国内报道,较多的有输尿管镜直视下钬激光碎石术,具有损伤小、成功率高、并发症少的优点,国内连惠波等报道用海绵体麻醉加尿道黏膜表面麻醉下行输尿管镜下尿道结石气压弹道碎石术,对于处理急诊尿道结石成功率高,安全方便。开放性手术仅适用于合并有尿道憩室、尿道狭窄、脓肿、尿道瘘等尿道生殖道解剖异常的病例及医疗技术条件较差,无法实施腔内技术的地区。

# 第五章

# 肛肠外科疾病

## 第一节 肠 扭 转

结肠扭转是以结肠系膜为轴的部分肠襻扭转及以肠管本身纵轴为中心扭曲。其发病在世界各地很不一致,以非洲、亚洲、中东、东欧、北欧和南美等地多见,西欧和北美少见,Halabi 等报道,在美国结肠扭转约占所有肠梗阻的 1.9%;在巴基斯坦占 30%;巴西占 25%;印度占 20%。国内报道其发生率为 3.6%~13.17%,以山东、河北等地多见。本病可发生于任何年龄,乙状结肠扭转多见于平均年龄大于 70 岁的老年人,男性居多,男与女之比,据统计,在 9:1~1:1,平均发病年龄 40~69 岁,而盲肠扭转多见于年轻女性。乙状结肠是最常见的发生部位,约占为 90%,其次是盲肠,偶见横结肠和脾曲。该病发展迅速,有较高的死亡率为 9%~12%,术后并发症多,应早期诊断,早期治疗。

### 一、病因

结肠扭转常由于肠系膜根部较窄,且所属肠段冗长,活动度大,如乙状结肠。冗长的肠段随着年龄的增长而延长 。此外,Kerry 和 Ransom 归纳了 4 个诱发因素:①肠内容物和气体使肠襻高度膨胀,如长期慢性便秘等;②肠活动的增强和腹内器官位置的变化,如妊娠和分娩;③有过腹腔手术病史而使腹腔内粘连;④先天性异常如肠旋转不良或后天因素造成远端肠管梗阻。盲肠正常固定在后腹壁,正常盲肠可以旋转 270°,不会发生扭转,但有 10%~22% 的人群在胚胎发育期间盲肠与升结肠未完全融合于后腹膜,形成游动盲肠,因活动范围大,其中有 25% 的人会发生盲肠扭转。此外,东欧与非洲扭转多与高纤维饮食有关,西欧与北美多与慢性便秘、滥用泻药与灌肠有关。

## 二、病理

乙状结肠扭转多为逆时针方向,但也有顺时针方向扭转,扭转程度可由180°~720°。旋转少于180°时,不影响肠腔的通畅,尚不算扭转,有自行恢复可能,特别是女性,盆腔宽大,更易恢复,当超过此限,即可出现肠梗阻。肠扭转造成的主要病理改变是肠梗阻和肠管血运的改变。乙状结肠扭转后,肠襻的入口及出口均被闭塞,因此属闭襻性梗阻,肠腔内积气、积液、压力增高,也会影响肠壁血运。除扭转的肠襻外,扭转对其近侧结肠也造成梗阻。乙状结肠扭转后发生肠管血运障碍来自两个方面:一是系膜扭转造成系膜血管扭转不畅,另一方面是肠襻的膨胀,压力高而影响肠壁血循环,先影响毛细血管,然后是静脉,最后是动脉,引起肠腔内和腹腔内出血,肠壁血管发生栓塞、坏死和穿孔。大致可分为3个阶段。①肠淤血水肿期:淤血水肿致肠壁增厚,常发生在黏膜和黏膜下层;②肠缺血期:在肠壁血运受阻时,肠壁缺血缺氧致张力减低或消失而扩张,除肠腔内大量渗液外,常伴有腹腔游离液体;③肠坏死期:肠缺血时间过长,导致组织缺氧、变性、黏膜面糜烂坏死。但由于肠腔内大量积气,高压气体常能循糜烂面溢出,溢出的气体可仅存留在黏膜下层或浆膜下层,此少量气体呈线状围绕肠壁排列,形成肠壁间积气。

盲肠扭转常以系膜为轴呈顺时针方向扭转,也偶见逆时针方向扭转。盲肠扭转是由于盲肠没有固定而具有高度活动性,这种高度活动性更有利于肠管迅速而又过紧地扭转,血管突然闭塞,扭转后盲肠迅速膨胀,压力增高,引起浆膜破裂、血运障碍,出现高比例的肠坏死。肠扭转不包括盲肠折叠,后者又称 盲肠并合。是游离盲肠向前向上翻折,虽可发生梗阻,但不影响系膜血管,也不发生盲肠坏死。

## 三、临床表现

乙状结肠扭转的表现多样化,可呈急性发作,也可呈亚急性或慢性发作。早期肠坏死出现腹膜炎、休克等严重表现,亚急性、慢性发作发病缓慢,多有发作史,腹痛轻,偶为痉挛性,但腹胀严重,以上腹明显,常偏于一侧。腹部体征除明显腹胀外,可有左下腹轻压痛及肠鸣音亢进,有时可扪及腹部包块且有弹性。指诊直肠空虚。

盲肠扭转的临床症状、体征与小肠扭转基本相同,而且病情进展更为迅速,发病急,腹中部或右下腹疼痛,为绞痛性质,阵发性加重。并可有恶心呕吐,开始尚可排出气体和粪便。查体见腹部膨隆,广泛触痛,肠鸣音亢进并有高调,叩诊鼓音。在腹中部或上部可摸到胀大的盲肠,如发生肠系膜血循环障碍,短时间内可发生肠壁坏死,腹膜刺激征明显。

### 四、诊断

结肠扭转的诊断并不困难,腹痛、腹胀、便秘或顽固性便秘为 扭转三联征。盲肠扭转或急性结肠扭转常出现恶心、呕吐。查体有腹胀,腹部压痛、腹部包块、肠鸣音亢进、体温升高、休克、腹膜炎体征。再结合病史、诱发易患因素,腹痛、腹块的部位,一般可做出结肠扭转的诊断。Stewardson 选择"持续腹痛""发热""心动过速""腹膜炎体征""白细胞增高"5 个经典表现作观察,发现约 90% 的肠绞窄患者同时具有 2 种或 2 种以上的表现。

腹部 X 线片对诊断帮助很大,应作为怀疑结肠扭转的常规检查,乙状结肠扭转的典型 X 线表现是显著充气的孤立肠襻,自盆腔至上腹或膈下,肠曲横径可达 10～20 cm,立位片可见两个巨大且相互靠拢的液平。其他各段小肠和结肠也有胀气与液平,钡灌肠见钡剂止于直肠上端,呈典型的鸟嘴样或螺旋形狭窄。盲肠扭转时腹部 X 线片显示单个卵圆形胀大肠襻,有长气液平面,如位于上腹可误诊为急性胃扩张,但胃肠减压无好转,可以此鉴别。后期在盲肠扭转上方常可见小肠梗阻的 X 线征象。并可在盲肠右侧见到有气体轮廓的回盲瓣。钡剂灌肠充盈整个左侧结肠和横结肠,可与乙状结肠扭转鉴别。当怀疑有坏疽时,严禁做钡灌肠,因为有坏死段肠管穿孔的危险。横结肠扭转扩张,肠曲于中上腹呈椭圆形扩张,中间也可见双线条状肠壁影,降结肠萎陷。

CT 也是急腹症常规的检查,也是目前诊断结肠扭转最有意义的诊断方式,Delabrousse 等认为,随着螺旋 CT 不断应用于急腹症的检查,使肠梗阻的诊断准确性明显提高,在明确结肠扭转的病因、梗阻位置及病情的严重程度方面具有极其重要的作用。结肠扭转 CT 表现主要有以下特征。①"漩涡征":"漩涡征"为肠曲紧紧围着某一中轴盘绕聚集,大片水肿系膜与增粗血管同时旋转,漩涡中心尚见高密度系膜出血灶,CT 上呈"漩涡"状影像。若 CT 片示漩涡征出现在右下腹,多提示盲肠扭转。②"鸟喙征":扭转开始后未被卷入"涡团"的近端肠管充气、充液或内容物而扩张,其紧邻漩涡缘的肠管呈鸟嘴样变尖,称之为"鸟喙征",盲肠扭转时,其鸟嘴尖端指向左上腹。③肠壁强化减弱、"靶环征"和腹水。④闭襻型肠梗阻常见肠管呈 C 字形或"咖啡豆征"排列。现在增强 CT 及 CT 的三维重建也逐步推广于临床,使得结肠扭转的诊断更准确,更直观。

对于肠梗阻的诊断,虽然超声的敏感性及特异性低于腹部 CT,但因其实施动态、诊断快速,也是常规检查方法之一。急性肠梗阻的超声表现如下。①一般表现:近端肠管扩张(93.7%),明显的内容物反流,远端肠管多空虚;②并发症表现:当肠管发生坏死、穿孔时,穿孔近端肠壁明显增厚,腹水增多,并可探及游离气体。且超声对判断肠系膜血管有无血流以及有无栓塞都有较高的准确率。

低压盐水灌肠即是治疗手段之一,也是一种重要诊断方法,如不能灌入300~500 mL盐水,则提示梗阻在乙状结肠。此外,随着内镜技术的发展,乙状结肠镜和纤维结肠镜也日益成为结肠扭转常规的诊断及治疗方法。

**五、治疗**

结肠扭转的治疗,除禁食、胃肠减压、输液等肠梗阻的常规治疗措施外,根据病情进展程度的不同、有无并发症等情况而采取非手术治疗或手术治疗。

**(一)非手术治疗**

非手术治疗一般用于乙状结肠扭转,且为发病初期,而盲肠扭转和晚期病例怀疑有肠坏死时禁用这种疗法。具体方法如下。

1.高压盐水灌肠和钡剂灌肠

温盐水或肥皂水均可,灌肠时逐渐加压,如有气体和粪便排出腹胀消失,腹痛减压,表示扭转复回,成功率分别可达66.7%~78.6%。

2.乙状结肠镜或纤维结肠镜插管减压

由于镜管细,镜身软,光源强,视野清晰,不易损伤肠壁,可清晰地观察黏膜水肿程度,且患者耐受性好,故多采用纤维结肠镜复位。内镜循腔经直肠进入乙状结肠,如发现黏膜出血、溃疡或由上方流出脓血,提示肠壁已部分坏死,不宜继续插管,如检查无异常,将软导管通过结肠镜,缓慢经梗阻处远端,进入扭转肠襻,若顺利可排出大量气体和粪便,扭转自行复回,症状好转,插管全程要细致轻柔,不可用力过猛,注意此软管不要立即拔出,要保留2~3天。以免扭转短期内复发,还可通过观察导管引出物有无血性物质,以判断扭转肠襻有无坏死。内镜检查作为一种微创治疗,能够有效缓解梗阻症状,避免急诊手术,使外科医师获得充分时间全面评估和判断患者病情,选择最佳的个体化治疗方案,以达到更好的疗效。

尽管非手术疗法复位成功率高达77%,死亡率和并发症率均较手术治疗为低,但由于发生扭转的根本原因依然存在,复发率达46%~90%。因此,国内外学者近年均主张,若患者无手术禁忌证,在非手术疗法复位后,短期内应行根治性的手术治疗。

## (二)手术治疗

如果非手术疗法失败,或出现弥散性腹膜炎并怀疑有肠坏死、穿孔时,均应及时手术,术中根据有无肠管坏死、腹腔污染情况及患者自身状况,再决定做姑息性手术,还是根治性手术。主要手方术式包括固定术、造口术和切除吻合术等。

### 1.固定术

由于单纯乙状结肠扭转复位术后复发率可达 28%,单纯盲肠复位术有 7% 的复发率,故术中逆扭转方向复位后,若肠管血运良好,肠壁色泽正常,有蠕动,多加以固定术。手术方法有乙状结肠腹壁固定术、乙状结肠系膜固定术,乙状结肠横结肠固定术,乙状结肠腹膜外被覆术。盲肠扭转多采用后腹膜盲肠固定术。

### 2.结肠造口术

结肠造口术一般用于手术时发现肠壁明显水肿、肠腔过度扩张、腹腔污染严重、肠壁已坏死、穿孔或全身情况较差的病例。可将坏死肠管切除吻合后在其近侧造口;也可行 Hartmann 手术即坏死肠管切除,近端造口,远端缝闭放回腹腔内旷置;或者做双腔结肠造口术,坏死肠管可切除或暂不切除而外置。以上手术都需要行二期手术。

### 3.切除吻合术

切除吻合术一般用于肠管有坏死或血运不好,腹腔污染较轻。或者乙状结肠特别冗长,估计行固定术效果不佳,则可将乙状结肠切除行根治性治疗。由于两断端管腔内径差别较大,在切除肠管后,多行一期端侧吻合。在非手术治疗有效后,为防复发也可择期行肠道准备后,可行肠切除吻合术。

扭转性结肠梗阻是急性闭襻性肠梗阻,易发生坏死穿孔,应以急诊手术为主。对于右侧大肠梗阻的术式选择意见较为一致,可行梗阻病变的一期切除吻合术。对左侧大肠梗阻的术式选择则有分歧。传统的治疗方法是分期手术,即先行病灶切除和肠造口,然后再择期关闭造口的二次手术方案。这种方法虽能减少腹腔感染和肠漏发生的机会,但却需要二次手术创伤,使术后恢复期延长、整体治疗费用增加。近年来,随着抗生素发展、手术进步,以及对结肠梗阻病理生理认识的提高,越来越主张行一期切除吻合术。为提高一期切除吻合术的成功率,要求术中肠道排空、灌洗,但延长了手术时间,术后肠功能恢复慢,术后并发症发生率达 40%~60%。因此,当出现急性大肠梗阻时,如果用非手术的方法缓解肠梗阻并改善一般状况,就可以变"急诊手术"为"限期手术",从而最大限度降低手术风险,显然是治疗急性大肠梗阻的最理想方案。

### 六、评述

扭转性肠梗阻有较高的发病率,其发病急,病情进展快,病死率高。通过询问病史、详细体格检查和辅助 X 线、CT 检查可明确诊断。此病保守治疗大部分可以复位,病情得到缓解,但复发率较高。对于保守治疗无效的患者,应及早进行手术治疗。手术方法有两种:①术中复位后行结肠及系膜进行固定,但术后疗效并不确切;②术中结肠灌洗及一期结肠切除肠吻合术,此手术方式可以达到根治目的,但可能出现一定的术后并发症如吻合口漏、腹腔感染等。当扭转的肠管出现坏疽、穿孔,并发腹膜炎或高龄患者有严重伴随疾病或肠管缺血、水肿明显,而且远近端肠管口径相差悬殊时,应行扭转肠管切除,同时行临时性近端肠管造口术,待病情稳定,度过危险期后,在充分进行术前准备后可择期进行二期手术。

# 第二节　肠　套　叠

### 一、概述

肠套叠是一段肠管以及与其相连的肠系膜(套入部)被套入与其相邻的另一段肠管内(鞘部)引起内容物通过障碍所致的肠梗阻。成人肠套叠缺乏典型的临床表现,最常见的症状有腹痛、恶心、呕吐。在我国,肠套叠在全部肠梗阻中占 15%～20%。儿童肠套叠多见,居急性肠梗阻首位,约占 50%。成人肠套叠较为少见,仅占肠梗阻的 1%,占所有肠套叠的 5%。

### 二、病因

成人肠套叠与小儿不同,常有明确的病因,80%～90%的成人肠套叠继发于其他肠管疾病。肿瘤是成人肠套叠最常见的病因之一,其中良性或恶性肿瘤约占 65%。非肿瘤性病变占 15%～25%,特发或原发的套叠约占 10%。在各种继发病因中,良性病变有脂肪瘤、平滑肌瘤、血管瘤、神经纤维瘤、腺瘤样息肉、感染性病变、梅克尔憩室、术后粘连及肠动力性病变等;恶性病变有转移癌、腺癌、类癌、淋巴瘤、平滑肌肉瘤等。肠道各种炎性疾病,如溃疡性结肠炎、肠型过敏性紫癜、克罗恩病、阑尾炎、梅克尔憩室等均可引起肠套叠。先天性因素,主要有盲肠过长、活动度大,少数为肠重复畸形所致。HIV 感染患者由于免疫功能低下,易并发各种肠道炎症性及肿瘤性病变,包括感染性肠炎、Kaposi 肉瘤及非霍奇金淋巴瘤等,因此 AIDS 患者合并肠套叠的报道较多见。成人术后肠套叠通常较少发生。原因不明的特发性肠套叠病因不十分清楚,任何可致肠蠕动失去正常节律、肠环肌局部持续痉挛的因素均可引起肠套叠。

### 三、病理

目前成人肠套叠的发病机制尚未阐明,以老年人多发。由于肠壁上某一处病变,如肿瘤、息肉、憩室、粘连、异物等,使肠蠕动的节律失调,近端肠管强有力地蠕动,将病变连同肠套同时送入远端肠管中从而形成肠套叠。肠套叠由 3 层肠壁组成:套叠的最外层称鞘部,进入里面的部分称套入部,由最内壁和反折壁组成,套入部最前端称顶部,又称头部(图 5-1)。

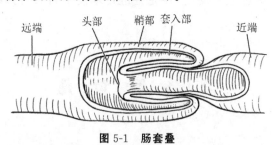

图 5-1　肠套叠

#### (一)根据病理变化分类

1.急性肠套叠

急性肠套叠的病理变化主要在套入肠段。当套入部肠系膜血管受鞘部挤压时,早期使静脉回流障碍,而套入肠管充血水肿。由于缺血时间延长,血流完全阻断,最终可能出现套入肠段坏死。鞘部变化轻,浆膜下有纤维素渗出。鞘部痉挛,又使套入部受压而肠腔缩小出现肠梗阻。套叠发生后,只要肠系膜够长且肠管可活动,套入部还可以继续向前推进,甚至到左侧结肠或直肠。如鞘部破裂或穿孔,套叠还可能从顶部钻出。

2.慢性肠套叠

慢性肠套叠的病理变化,套入肠管的顶部组织水肿,变硬,鞘部肠管同样增厚,形成不完全性肠梗阻。套叠以上肠管蠕动增强,可引起代偿性肥厚。

#### (二)根据套入部位不同分型

1.回盲型

此型临床最多见,占 50%～60%。回盲瓣是套入的头部,带领回肠末端进入升结肠,盲肠、阑尾也随之翻入升结肠内(图 5-2)。

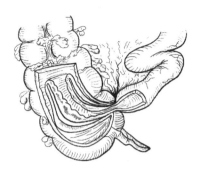

图 5-2　回盲型肠套叠

**2.回结型**

回结型较多见,约占 30％。回肠套入回肠末段,穿过回盲瓣进入升结肠,但盲肠和阑尾一般并不套入。

**3.回回结型**

此型占 10％～15％。回肠先套入远端回肠内,然后再整个套入结肠内。

**4.小肠型**

小肠型比较少见,即小肠套入小肠。按套入部位不同又可分为空-空肠、回-回肠、空-回肠三种类型。其中,回-回肠型占肠套叠总数的 6％～10％。

**5.结结型**

此型少见,占 2％～5％。是一段结肠套入相邻一段结肠内。

**6.多发性肠套叠**

本型极为罕见,仅占 1％左右。如回结套加小肠套,或小肠上有两个套叠。

**四、临床表现**

成人肠套叠缺乏典型的临床表现,最常见的症状有腹痛、恶心、呕吐,较少见的症状有黑便,体重减轻,发热和便秘。少数患者可扪及腹部肿块。发作时仍以阵发性腹痛为主,同时伴有恶心、呕吐一般在右上腹或右下腹摸到肿块。多数表现为症状反复发作,病程可从几周到几个月不等,儿童肠套叠的特异性"三联征"在成人很少见。成人肠套叠的临床表现还受头端部肿瘤的影响。头端部无肿瘤的肠套叠常表现为弥漫性腹痛,多在 CT 检查中偶然被发现。通常只是短暂发作,不会引起临近肠段的梗阻。头端部有肿瘤的肠套叠常间断发作,通常不会表现为套叠本身特异性的症状,而表现为腹痛,恶心,呕吐等部分肠梗阻的症状,也可表现为与肿瘤发展相关的临床症状,包括便秘、体重减轻、黑便,或者体检时可触到的腹部肿块。不同部位的肠套叠其临床特点也有所不同:回回型肠套叠发作时,多表现为阵发性腹痛伴呕吐,间歇时可无症状;回结型腹痛多为持续性,阵发加重,可伴肿块;结结型则常有腹痛、腹部肿块、血便等。

**五、诊断**

本病诊断较小儿肠套叠困难,临床上遇到下列情况应考虑本病:①成人突然发作的腹部绞痛,伴有可消散或随腹痛而出现的腹部肿块者;②急性腹痛伴腹部包块或(和)黏液血便;③原因不明反复发作的慢性肠梗阻;④腹部手术或外伤后恢复期出现急慢性肠梗阻者。当怀疑有肠套叠时,应多次反复进行腹部检查和直肠指诊。尚需进行相关影像学检查,以明确诊断。

**(一)超声检查**

B超检查对肠套叠诊断敏感性较强,声像图具有典型的"靶环征""同心圆征"或"假肾型征",并且超声检查迅速、无创、简便、可反复检查,因此可以作为肠套叠的首选辅助检查。但B超检查受患者肥胖和气体干扰较大,和操作者手法及熟练程度关系很大,诊断有很大的局限性。

**(二)X线检查**

腹部透视往往缺乏典型的肠梗阻表现,因此早期临床诊断常有困难。钡剂灌肠造影在评估成人肠套叠中很少应用。因为成人肠套叠多数为继发性,使用钡剂灌肠可能使套叠复位,而且肠道有肿瘤时会表现出套叠的影像,假阳性较高,并且在上消化道造影中典型的"弹簧征"并不多见,灵敏度不高。目前在成人肠套叠的术前诊断中较少采用。

**(三)CT检查**

螺旋CT不受气体影响,可清晰显示腹内肠道病变的情况,病变检出率高,是目前应用最广的影像学检查手段,在诊断成人肠套叠中的作用已越来越受到重视。肠套叠可以通过CT上特异性的影像确诊,直接征象有靶形征和彗星尾征或肾形征。靶形征见于各型肠套叠,而肾形肿块和彗星尾征主要见于小肠型肠套叠。这三种典型的表现,可反映疾病的不同进程及严重程度。有时头端部的肿瘤可在逐渐变细的套入部远端见到,在CT上显示为特异性肠内肠的征象,伴有或不伴有脂性密度和肠系膜血管。除了直接征象外,间接征象的显示也很重要,表现为肠襻扩张、积气及气液平面腹水等。如果肠壁节段性环形增厚超过2~3 mm,肠系膜结构模糊、腹水,螺旋CT增强扫描肠壁强化减弱或不强化,延迟扫描强化正常,说明肠缺血水肿。由于原发病变和套叠肠管的肿块常混为一体,其形态大小及强化特点判断困难,而且原发病变种类多,故原发病变诊断困难。良性、恶性肠套叠在 CT 上表现的直接征象无明显差异,但间接征象可帮助诊断。CT 可观察邻近器官有无受侵、转移、腹膜后淋巴结肿大等,如肠壁不规则增厚或见密度小均匀的软组织块影,伴周围系膜及筋膜浸润、腹膜后淋巴结增大,则提示病因是恶性肿瘤。

### (四)MRI

MRI 采用 HASTE 成像技术在诊断肠套叠中具有独特的作用,在 $T_2$ 加权像中能够通过高信号腔内水和低信号肠壁间的强烈对比,清楚地显示肠套叠的范围及可能存在的病灶。但 MRI 检查费用昂贵、易受呼吸等多种因素影响,目前还不宜作为常规检查方法。最近超快多翼机技术可以使图像基本不受肠道运动的影响。

### (五)内镜检查

纤维结肠镜可发现结肠套叠及引起套叠的原因,起到定性和定位的作用。胃镜仅对术后空肠胃套叠有诊断价值。纤维结肠镜在有的病变段进入困难,且不能了解病变肠管周围情况,但可取病变组织活检。随着诊断性腹腔镜在临床上越来越广泛地应用,这项技术有望成为成人肠套叠确诊手段之一。

## 六、鉴别诊断

### (一)胃肠道肿瘤

胃肠道肿瘤也可出现类似"靶环征"和"假肾征"的超声征象,但其形态多不规则,肠壁厚薄不均,肿瘤中心部呈现较强的气体反射,长轴段面多无对称的多层回声,而肠套叠鞘部形成的外圆轮廓规整,中心部环状高回声直径较大,多较稳定、整齐,同时两者病史也有区别。

### (二)肠梗阻

肠梗阻患者也可表现为腹痛、腹胀及腹部包块,超声检查梗阻部位以上肠管扩张明显,并伴有积气、积液,成人肠套叠的套叠部位以上肠管可无扩张,但要注意的是成人肠套叠可合并肠梗阻。

### (三)急性阑尾炎

急性阑尾炎超声上也可表现为腹部包块,形似"假肾征",但其常位于右下腹麦氏点附近,合并有积气或粪石时有助于诊断。

### (四)克罗恩(Crohn)病

Crohn 病超声纵切面形似"假肾征",但其外层为增厚的肠壁,厚度范围在

1～2 cm,超声表现为均匀一致的低回声,病变周围可见肿大淋巴结,合并内瘘时可出现肠周围脓肿,而成人肠套叠纵切面外层为鞘部,其外圆直径与肠套叠类型有关,病变周围一般无肿大淋巴结。

### 七、治疗

成人肠梗阻由于多继发于肠管其他疾病,非手术治疗不能发现病因和并发症,不易确定是否完全复位,即使复位成功,难免遗漏恶性肿瘤的可能。因此,应首选手术治疗。

#### (一)非手术治疗

**1.保守治疗**

持续胃肠减压、纠正水、电解质紊乱和酸碱失衡、抗感染、抑制消化液分泌(生长抑素及其类似物)、对症治疗(镇静、解痉)等。

**2.结肠充气复位法**

利用向结肠内注入气体所产生的压力,将套叠顶点推向回盲部,迫使套入段完全退出。适用于回盲型和结结型套叠的患者,且未超过 48 小时,一般情况良好,体温正常,无明显腹胀,无腹膜刺激征,无中毒、休克等表现。

**3.钡剂灌肠治疗**

少数病例在行 X 线钡剂造影检查时,套叠肠管可解除套叠,但由于成人肠套叠多继发于肠管原发病,钡剂灌肠有可能延误病情甚至加重病情可能,因此、无论是在诊断或者治疗成人肠套叠时钡剂灌肠要慎重考虑。

#### (二)手术治疗

成人肠套叠多继发于肠管原发病变引起,常难以自行复位,一经确诊,应及早手术治疗。手术治疗不仅可解除肠套叠引起的梗阻,而且可祛除存在的器质性病变。手术方法应根据肠套叠的部位、类型、引起套叠的病因、受累肠管的情况、患者的一般情况,决定治疗的方法和手术方式。

**1.手术方式**

(1)术前或术中探查明确为恶性肿瘤引起肠套叠者,不应手法复位,应行包括肿瘤、引流淋巴在内的根治性切除术。

(2)术中发现套叠严重、复位困难及有明显肠壁血供不良或坏死者,应直接行相应肠段切除。

(3)肠管易于复位且血供良好,可先行复位,再根据探查情况决定是否行肠切除术。

（4）对于回结肠型套叠,如手法复位后未发现其他病变以切除阑尾为宜。

（5）盲肠过长者则应作盲肠固定术。

2.手术步骤

（1）切口:可采用右中腹部旁正中或经腹直肌纵切口或横切口进腹。

（2）探查:进腹后应先仔细探查,找到病灶所在部位,观察套入肠管的局部情况,以及全身情况选择适当的手术方法。

（3）对外观无肠坏死的肠套叠,可采用挤捏外推的手法,注意用力持续,将套入的肠管轻轻地、缓缓地加大挤压力量,渐渐地将肠管退出,完全复位。由于肠管套入后,肠壁水肿,组织脆弱,不能承受牵扯的拉力,若采用牵扯的方法,容易造成肠管肌层撕裂甚至肠管全层断裂,而导致腹腔感染,肠瘘发生。

（4）当套叠的肠管复位后,如发现肠壁有较广泛的出血或破损、坏死,或套叠系由肿瘤、局部肠管病变等引起,则根据病变的性质进行手术治疗。

（5）套叠部位处理结束后,根据腹腔的污染程度进行清洗,如果有肠坏死或污染程度较重,还考虑是否需要放置腹腔引流。

**八、预后**

成人肠套叠多为继发性,其预后多取决于原发疾病的处理。

# 第三节 粘连性肠梗阻

腹部手术或腹腔感染后患者多有腹腔内粘连,部分患者出现粘连性肠梗阻,占所有肠梗阻的40%。粘连性肠梗阻绝大多数为小肠梗阻,结肠梗阻少见,后者可见于盆腔手术或感染之后,多为不完全性肠梗阻。

**一、发病机制**

肠粘连是胃肠道对外来刺激的保护性反应,手术翻动肠管浆膜损伤、缺血、吻合口漏、缝线、血肿及腹腔感染等均可引起炎症反应,局部纤维蛋白原及纤维蛋白积聚,诱发蛋白性粘连。此种粘连可被纤溶系统和巨噬细胞清除,再由间皮细胞覆盖创面而达到生理性修复。在壁腹膜及脏腹膜损伤严重情况下,纤溶系统功能低下,蛋白性粘连不能溶解,逐渐为纤维组织细胞所替代,形成胶原纤维,间皮细胞无法覆盖损伤面,即导致纤维性粘连。开腹手术大部分患者会出现肠粘连,其中约 30% 的患者会发生肠梗阻。发生肠梗阻的解剖因素包括:粘连成团、粘连成角、粘连带压迫、内疝、以粘连带为轴心小肠旋转及肠管粘连或被误缝于腹壁切口。在体位转变、暴饮暴食及胃肠道功能紊乱的情况下,即诱发肠梗阻。

**二、病理生理**

粘连性结肠梗阻时,由于回盲瓣关闭,阻止结肠内容物倒流入回肠,成为闭襻型肠梗阻,肠腔极度膨胀,另外结肠血液供应远不及小肠,容易导致肠壁坏死和穿孔。由于结肠梗阻早期小肠依然可吸收大量液体,水、电解质、酸碱平衡紊乱相对较轻。长期结肠不完全性梗阻,可导致近侧结肠壁逐渐肥厚,肠腔扩张。并发小肠梗阻时,可导致体液丧失、水、电解质及酸碱平衡紊乱,胃肠道每天约8 000 mL 分泌液,肠梗阻时难以再吸收,积存在肠腔或经呕吐排出;肠腔过度的扩张还可导致血液回流障碍,肠液通过肠壁向腹腔渗出增加;如果出现绞窄、坏死,则可丢失部分血液;其结局是导致血容量不足及酸碱平衡紊乱。大多数小肠梗阻,因丢失大量碱性肠液,缺氧导致酸性产物积聚,加之尿量减少,患者易出现代谢性酸中毒。扩张肠襻内的细菌繁殖活跃,产生大量毒素,易导致患者细菌毒素中毒;在肠梗阻时间过长或肠壁坏死情况下,发生细菌移位,引起化脓性腹膜炎和菌血症。患者出现严重缺水、血容量减少、酸碱平衡紊乱、细菌感染中毒等,易诱发休克,病情多较严重,晚期出现多器官功能障碍综合征(MODS)甚至多脏器功能衰竭而死亡。

**三、临床表现**

粘连性结肠梗阻患者可出现腹部胀痛,疼痛程度不及小肠梗阻,阵发性绞痛少见,除非出现绞窄或穿孔。呕吐少见。闭襻型结肠梗阻可导致高度腹胀。患者停止排便排气,绞窄时出现血便。查体可见腹部切口瘢痕、腹胀、不对称、肠蠕动波少见;绞窄时出现腹肌紧张、压痛、反跳痛;叩诊腹部四周鼓音;肠鸣音可亢进。白细胞计数可增加,中性粒细胞比例上升伴核左移。X 线少见小肠"鱼骨刺"样改变或液平面,腹部四周可见高度扩张的结肠襻,结肠袋显影。怀疑结肠梗阻者,可给予低压钡灌肠检查,对诊断有一定的帮助。

**四、治疗**

**(一)非手术治疗**

1.胃肠减压

此为肠梗阻的最基本的处理方法,通过胃肠减压清除积聚的气体及液体,降低胃肠腔内压力,改善胃肠壁血液循环,减少细菌繁殖与毒素吸收,促进局部及全身状况改善。尽量用较粗的鼻胃管,前端 10 cm 多剪侧孔,插入深度应达幽门部,以起到良好的吸引减压作用。但是对于结肠梗阻,胃肠减压效果不理想。

2.纠正水、电解质及酸碱平衡紊乱

这也是肠梗阻治疗的重要方法,根据梗阻部位、生化检查、血气分析、引流量、尿量、心脏功能及肾功能等,决定输液量及种类,绞窄性坏死者,根据血红蛋白检测结果,酌情给予补充红细胞,但大多数情况下,并无输注红细胞的必要。

3.应用抗生素

肠梗阻多半有细菌繁殖及毒素吸收,应给予静脉抗生素,目前第三代头孢菌素应用效果较好,由于肠腔内尚有厌氧菌存在,可加用抗厌氧菌药物如甲硝唑等。

4.解痉止痛

肠梗阻早期由于梗阻以上肠管收缩加强,患者多有剧烈阵发性腹痛,可给予解痉剂如屈他维林、阿托品或 654-2 由于存在口干等不良反应,患者耐受性不及屈他维林。哌替啶及吗啡必须在排除绞窄性肠梗阻之后应用。

5.抑制胃肠道液体分泌

减少胃肠道液体分泌必然减轻胃肠道负担,促进康复,生长抑素效果较好,胃肠引流量可减少300～500 mL/d,效果确切。

6.肠外营养支持及维持水、电解质及酸碱平衡

禁食期间,应给予 25～30 kcal/kg 体重非蛋白热量的营养支持,可以减少负氮平衡,促进合成代谢,改善患者身体状况。根据血生化和血气分析,补充电解质,防治水、电解质及酸碱平衡紊乱。

7.温盐水低压灌肠

一方面可以清洗梗阻以下肠管内残存粪便,另一方面可以促进肠蠕动,利于肠道功能早期恢复,但切记必须排除绞窄性肠梗阻,否则可导致穿孔。因此,灌注压切勿过高。

8.润滑肠道

特别是术后单纯性不完全性肠梗阻最为适合,给予液状石蜡 30～50 mL 自胃管注入,夹管 30 分钟后开放,对肠梗阻的解除颇有裨益。

9.下床活动

肠腔内容物的排空动力,一方面来自肠腔蠕动,另一方面来自重力作用。因此,在病情允许的情况下,患者应坚持下床活动。

## (二)手术治疗

### 1.手术适应证

出现腹肌紧张、压痛、反跳痛、肠鸣音消失等腹膜炎体征者;腹穿、胃肠减压或排出物为血性液体者;脉搏、体温、白细胞及中性粒细胞持续上升,血压下降者;经 24～48 小时积极的非手术治疗后,未见好转反而加重者;腹部绞痛剧烈,腹胀不对称,局部隆起者;X 线发现孤立胀大肠襻者;对于多次反复发作者,可于最后一次发作开始即予以手术探查。

### 2.手术策略

(1)肠梗阻导致肠道细菌过度繁殖并分泌毒素,有肠道细菌移位的可能性,因此,围术期必须应用抗生素。

(2)尽量不经原切口进腹,因其下方多存在严重粘连之肠襻,易于损伤。如果经原切口,首先需要在原切口上方或下方 5 cm 进腹,可降低手术损伤肠管的可能性。上腹部有肝脏和胃壁间隔,很少与腹部粘连,因此,最好在切口上方延长切口并于此处进入腹腔。用 Allis 钳钳夹提起腹部切口,术者示指绕至粘连肠管和腹壁之间,小圆刃刀或薄组织剪锐性解离粘连;如肠管与腹壁粘连严重,难以分离,可切除部分腹膜,以保护小肠。

(3)腹腔内可能存在广泛粘连,先分离容易分离之处,然后逐步过渡至严重粘连肠管。粘连成团的肠管可从其近侧和远侧肠管开始解离,直至完全汇合。也可沿梗阻远侧肠管向上方探寻梗阻部位,可直视下分离松解粘连肠管。需注意有时粘连造成的肠梗阻不止一处,应全面探查,以防遗漏。

(4)分离粘连的理想方法是术者将示指置于肠管间粘连下方,轻轻抬举,分开肠管,薄组织剪剪断粘连(图 5-3)。粘连解除以锐性分离为主,薄组织剪及小圆刃刀都是较好的器械。短的粘连予以切断,长的粘连带必须完全剪除,预防其游离缘形成新的粘连带。一般不要用手指钝性分离,以免撕裂浆膜层。

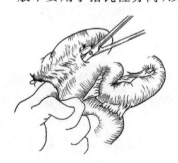

图 5-3　分离粘连

（5）避免肠内容物污染腹腔是肠梗阻手术必须遵循的基本原则。如果近端肠腔大量积气积液，可先行肠管减压处理，以免肠壁破裂，肠液污染腹腔，而且利于关腹和术后恢复。于扩张肠壁做 2 个直径约 1 cm 同心圆荷包缝合，将此处肠管用湿纱布垫环绕保护；粗针头于同心圆中心刺入肠腔，将其内气体吸除；切开肠管，置入吸引器，收紧 2 个荷包缝线；非常耐心地将远、近侧肠管内的气体和液体推移至吸引器周围，尽量全部吸除；去除吸引器，安尔碘消毒，荷包线打结，外加浆肌层包埋；撤除保护用纱布垫，术者更换手套，所用器械不再继续使用。

（6）术中浆膜层损伤，务必立即用 4-0 可吸收线或 1 号丝线间断缝合，损伤面积较大者，必须采用横形缝合，以免肠腔狭窄梗阻。切忌等待粘连分离完毕后再修补的错误做法，一方面可能遗漏浆膜损伤；另一方面损伤处也可能在随后手术过程中破裂导致肠液污染腹腔。

（7）肠梗阻患者可能存在弥散性多处粘连，包括肠管、大网膜、系膜和腹膜等之间的粘连，因此，术中应全面探查，包括自胃至直肠的全部消化道，粘连处予以锐性分离。

（8）在可能发生漏的肠管附近留置双腔引流管，虽有引起新的粘连之虞，但可通过引流液性状早期发现肠漏，尽早处理更危险的并发症。

（9）单纯性粘连性结肠梗阻，可行粘连松解术。对肠壁坏死变黑、蠕动丧失、血管搏动消失及生理盐水纱布热敷或 1% 利多卡因封闭 30 分钟未见好转者，需行手术治疗。手术方法包括 Hartmann 切除术、部分结肠切除一期吻合术、部分结肠切除一期吻合＋近侧结肠或回肠造口术以及术中全结肠灌洗一期吻合术。术中全结肠灌洗为一期吻合提供保障。常规 Hartmann 切除术后造口关闭需行二次开腹手术，末端-襻式造口术（End-loop stomas）不需开腹即可完成造口关闭术，方法为：近侧结肠断端常规造口，远断端切割闭合器闭合，经同一造口通道的肛侧，将对系膜缘侧角拉出腹壁外，剪除侧角少许，并与切口和近侧造口肠管缝合固定（图 5-4）。术毕行大量温生理盐水冲洗腹腔，吻合欠佳者，应留置引流管。行近侧结肠或回肠造口者，一般术后 3 个月行造口关闭术。

（10）对于伴有小肠广泛粘连且反复手术者，可行 Baker 管小肠排列术，肠管间虽然亦存在粘连，但不至于梗阻。此术式经 Stamm 胃造口插入 18F 的 Baker 管，管长为 270 cm，头端一个长为 5 cm 的气囊，此管有两个腔：一个用于吸引肠内容物，行术后小肠减压，另一个用于控制顶端气囊的打开与关闭（图 5-5）。全部小肠松解完毕，行 Stamm 胃造口，消毒 Baker 管，自胃造口处置入胃腔，通过幽门后，气囊充气达半充盈状态，利于将导管在肠腔内向下运行，同时间断负压吸引清除肠内容物。气囊进入盲肠后,完全充气。将全部小肠和 Baker 管拉直,再将小肠行多个"S"形阶梯状排列。如果患者为全胃切除术后等无法经胃造口置管,可行逆行置管:盲肠 Stamm 造口;置入 Baker 管并引入空肠内;气囊半充气,逐渐推送至梗阻近侧肠管,间断吸引清除肠内容物;放空气囊,以免气囊导致肠梗阻;Baker 管引出体外,将造口盲肠壁固定于侧腹壁。

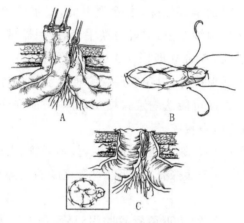

图 5-4　结肠末端-襻式造口术

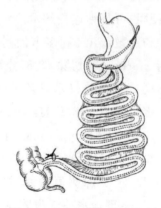

图 5-5　Baker 管小肠排列术

(11)文献报道 1 例患者共接受多达 22 次肠粘连手术,促使外科医师不断探索预防肠粘连的有效方法。在腹腔留置防粘连药物虽然研究较多,但目前尚无任何一种药物值得信赖。因此,术中应采取如下措施以减少肠粘连的发生:严格无菌操作,避免肠内容物污染腹腔;手术操作轻柔,避免浆膜面损于切口和小肠之间。

(12)手术医师丰富的临床经验无疑是手术成功的重要保障。粘连性肠梗阻在很多时候相当复杂,手术耗时耗力,术者必须戒骄戒躁,耐心细致地完成每一步操作,否则将会给患者带来灾难,也给自己留下终身遗憾。

# 第四节　粪石性肠梗阻

粪石性肠梗阻是一类由肠腔内粪块、胆石、异物或蛔虫团堵塞肠腔所引起的机械性肠梗阻,临床并不多见。近几年随着饮食结构的变化,发病率有上升趋势。另外,随着社会老龄化,老年性粪石性肠梗阻日益增多,因其病理生理的特殊性,病情发展快,病死率高。粪石性肠梗阻早期临床多表现为不完全性肠梗阻,若不能及时正确诊断和选择合理治疗方案,当堵塞物持续压迫肠壁时间过长,肠腔压力升高和肠壁水肿会出现肠壁血液供应障碍,发生绞窄性肠梗阻,肠管可出现坏死和穿孔,出现严重的腹膜炎和腹腔感染,若处理不当,患者会出现死亡。

## 一、病因

### (一)粪块堵塞

对于瘫痪、长期便秘、骨折牵引、大手术后长期卧床或重病等体虚无力排便的患者,因排便困难或无力或肠蠕动差,排便次数明显减少,每 5～6 天排便一次或 10 余天排便一次,积存在肠腔内的粪便中水分渐被吸收,粪便聚集成硬团块状,随着时间推移,粪块越来越多,堵塞肠腔,造成肠梗阻。这种堵塞性肠梗阻,发生的部位多在结肠,其中乙状结肠和降结肠最多见。另外,还有一种特殊的新生儿胎粪性肠梗阻,这是由于胎粪过于稠厚,淤积在末段回肠所造成的梗阻。

### (二)胆石堵塞

本病发病率较低,在欧美为 0.6%～3%,我国较少见。由于胆囊结石或胆总管结石长期压迫邻近器官如十二指肠、空肠、横结肠等,再加以反复发作的炎症,可使这些器官局部发生坏死形成胆肠内瘘,通过内漏口结石可进入肠腔内,一般直径小于 2.5 cm 的结石,不易发生肠腔堵塞,若直径大于 2.5 cm 时,可堵塞肠腔发生肠梗阻。这种患者多既往有胆囊炎、胆囊结石病史,而且发病年龄多在 60 岁以上的老年人,女性多于男性。

### (三)异物堵塞

异物堵塞性肠梗阻常因胃石或肠石所致。食用柿子、山楂(糖葫芦)、黑枣等含鞣酸较高的食品是胃石或肠石形成的主要原因。这些食品与胃酸混合后形成胶样物质,再与未能消化的果核、果皮和植物纤维互相掺杂,水分吸收后形成硬块状异物团块,引起胃或肠管的堵塞。异物堵塞多引起小肠梗阻,少见结肠梗阻病例的报道。

### 二、临床表现

患者具有腹痛、腹胀、呕吐和肛门停止排便排气等典型肠梗阻表现,结肠梗阻的腹痛多为阵发性且位于下腹部,但腹胀出现较早,呈倒 U 形位于腹部周围,这是因闭襻梗阻及结肠产气较多所致;腹部触诊较软,沿左侧腹部可触及条索状肿块样粪块,可移动,表面光滑;患者可有间歇性排出少量黏液粪便史;直肠指诊可在直肠内触及硬性干粪团块,以区别肿瘤性梗阻。当回盲瓣关闭作用失控后,结肠内容物逆流到小肠后才发生呕吐,呕吐发生的时间较晚而且也不频繁,呕吐物具有臭味。部分梗阻严重的老年患者,可因结肠穿孔而出现急性腹膜炎;追问病史,这些肠梗阻的患者常有胆石症和慢性胆囊炎病史。

### 三、诊断

粪石性肠梗阻多发生在老年人,缺乏典型的肠梗阻临床表现,部分老年人平时有习惯性便秘,常忽略肛门停止排气、排便这一重要症状,导致就诊时间通常较迟,由于常并存其他系统疾病,易出现严重的代谢紊乱。老年人肠梗阻的病理生理变化迅速,易导致肠绞窄、坏死,并发症发生率及病死率较高。所以在治疗肠梗阻的同时,也应重视对并存疾病的诊断及治疗,应详细询问病史,认真进行体格检查,并请相关学科会诊,进行系统治疗,为手术及保守治疗提供最佳状态。

粪石性肠梗阻以腹胀为主要临床表现,腹痛不显著,可于左下腹部触及条块状粪块,并可移动。再结合患者长期便秘病史、易患因素等可得出诊断。由于胆石性结肠梗阻病例少见,所以早期诊断比较困难。

腹部 X 线和 CT 检查可明确诊断。腹部 X 线见全结肠或降结肠、乙状结肠、直肠充满粪石影像;中腹部可见阶梯状液平面。腹部 CT 对于诊断胆石性肠梗阻更有意义,除了可以判断结石所在的位置和大小外,还可以显示胆囊的炎症范围、胆囊结肠瘘的位置等,同时于胆道系统内可见气体影。

#### 四、治疗

##### (一)保守治疗

粪块堵塞肠梗阻一般为单纯性不完全性梗阻,多为老年人,主要采取保守治疗,其方法如下:服用各种润肠剂如液状石蜡、生豆油和33％硫酸镁液等;也可用肥皂水或温生理盐水等润滑剂低压保留灌肠;必要时用手指或器械破碎粪块后掏出;予以禁食、水和胃肠减压、补充水和电解质、营养支持和全身应用抗生素等对症支持治疗。保守治疗期间应严密观察患者的体征和全身情况的变化,严格掌握保守治疗的时间,以及需要手术的指征。

##### (二)手术治疗

当粪石性肠梗阻怀疑有肠管绞窄者才考虑手术治疗。在手术前,要正确评估患者的一般状况,详细检查明确各个脏器功能状态,并及时处理使其达到或者接近手术的要求。由于老年人多合并其他系统的并存疾病,术前降低由并存疾病造成的手术风险是决定手术成功的重要一环,短时间内尽量进行充分的术前准备,如纠正水电解质紊乱和酸碱失衡、必要的营养支持、有休克者要进行抗休克治疗等,最大限度地增加患者对手术的耐受性,提高手术成功率。据报道老年粪石性肠梗阻若发生肠穿孔,其总病死率可高达47％,应引起临床医师的足够重视。

胆石性结肠梗阻由于诊断困难,易耽误诊治,故并发症率和死亡率均较高。由于胆石多位于乙状结肠或直肠与乙状结肠交界处,早期可经纤维结肠镜检查取出,但成功率较低;手术可切开肠管取石或行肠切除肠吻合。另外,在手术中要仔细探查胆囊、胆总管和内瘘的位置,视患者的具体情况可进行胆囊切除、胆总管探查及瘘管的切除和修补等。但由于本病好发人群多为老年女性,她们常伴有心、肺疾病及糖尿病等,入院时多有水、电解质紊乱,全身营养状态较差,手术耐受性较差,术中和术后死亡率较高,所以,建议采取最简单的手术方式如单纯结肠切开取石、胆囊造口,使患者度过危险期,待充分术前准备后再进行二期胆瘘修补或切除术。

#### 五、评述

粪石性肠梗阻多发生于长期便秘的老年人,病程发展缓慢,偶有胆石阻塞引起的急性肠梗阻。早期临床表现主要为腹胀,后期可出现腹痛和呕吐;常因不够重视而导致诊治延迟;一旦发生穿孔,预后极差。以非手术治疗为主,梗阻多可缓解;但肠梗阻不缓解,怀疑有肠绞窄发生时,应及早手术治疗,手术方式应视当时病情而定。由于此病主要发生于老年女性,多同时伴有多种伴随疾病如慢性肺部疾病、高血压、冠心病和糖尿病等,而且术前一般状态较差,多有水电解质紊乱、营养不良等,手术耐受性较差,故建议手术方式不宜复杂,应简单快捷较好。

# 第五节 炎症性肠病性梗阻

一些肠道炎症性疾病在发展过程中出现增生、纤维化或肉芽肿等病理变化,会引起肠腔的狭窄甚至闭塞,引起肠梗阻,有时还须外科手术治疗,炎症性肠病是其中比较常见的一种。

## 一、病因及病理

炎症性肠病一般指其"狭义",即溃疡性结肠炎(Ulcerative colitis,UC)和克罗恩病(Crohn's disease,CD),是反复发作的非传染性肠道炎性反应疾病。病因不明,可能与免疫异常、病毒感染和遗传因素有关。虽然两者临床表现有一定的相似之处,但由于溃疡性结肠炎和克罗恩病发病机制不同,导致疾病的发展和转归差异,溃疡性结肠炎仅累及结肠黏膜,而克罗恩病可发生于消化道各个部位的肠壁全层并且常呈节段性分布。炎症性肠病并发肠梗阻的情况有两种:一是在急性炎症期,由于炎症改变和充血水肿,使管腔狭窄,但常为部分性肠梗阻,多可用非手术方法缓解;另一种情况是慢性增生性肠管狭窄,肠管壁增厚,比正常厚3~4倍,呈皮革样,并可互相粘连成团,加剧了梗阻。有的会同时并发肠管微小穿孔,并发内瘘形成。

## 二、临床表现

未发生梗阻时可表现为消化障碍、腹痛、稀便、营养不良、发育迟缓等,当出现梗阻时可表现为发热、腹痛、便血和腹部肿块等。

## 三、诊断

体格检查可见腹胀和肠型,可触到韧性团块,肠鸣音亢进。腹部 X 线片检查可确诊肠梗阻。如为部分梗阻,可口服有机碘液或气钡灌肠的肠道对比检查,纤维结肠镜检查、活检可协助诊断结肠病变的性质。

近年来随着影像设备、技术的发展,为提高肠梗阻诊断的准确性,不少学者对 CT 在肠梗阻诊断中的价值和应用进行了研究,特别是 CT 仿真内镜成像技术的应用,能清晰显示出黏膜皱襞及肠腔内表面情况,在理想的条件下能显示 0.3 cm 大小的息肉。其与纤维内镜相比有显著优点:①为非侵入性检查,安全无痛苦;②从梗阻两侧观察病灶及对比观察;③能观察纤维内镜无法到达的管腔;④可观察肠管内外情况。因此,CT 在机械性和麻痹性肠梗阻的鉴别、判断肠梗阻原因、有无绞窄存在及决定治疗方案方面,均可提供更多的信息,可作为腹部 X 线片检查的重要补充手段。

### 四、治疗

炎症性肠病患者多已有较长的病史,营养、免疫等整体生理状况都受到损害,愈合、抗感染、代谢等功能都有障碍,接受较大创伤的手术能力下降,所以在梗阻早期多采用保守治疗。为减少肠内容物导致的肠膨胀,除禁食、胃肠减压外,还应该使用足量的生长抑素减少消化液分泌和丢失。肠壁水肿也是造成肠梗阻的重要原因之一,通过利尿、输注血浆或清蛋白等方式提高血浆胶体渗透压有助于缓解肠壁水肿,扩大肠管内径,改善肠黏膜氧供;消除腹水有助于改善肠道动力。营养支持,通过改善营养状况提高血浆胶体渗透压,并能够为机体提供所需的营养物质,是肠梗阻患者必需的选择。

对于内镜可及的结直肠狭窄,如果狭窄肠管长<4 cm,可先考虑于内镜下行球囊扩张,Williams 等人应用 25 mm 的 Riglex TTS 球囊实施了狭窄扩张术,术后症状明显改善。还可经内镜放置肠梗阻导管用于急性大肠梗阻的减压治疗。在内镜引导下,将导丝插过梗阻部位,然后在透视下行扩张和导管置入,不仅降低了大肠穿孔的风险,并且可以进行术前的肠腔灌洗。为此,日本发明了一种大口径导管,即 Dennis 导管,可以成功地进行大肠减压和冲洗,无论梗阻部位,减压成功率高达 97%(61/63),且大多数患者经积极的术前准备后,成功实施了梗阻病变的一期切除吻合。还可以通过内镜放置自膨式金属支架,理论上认为,结肠任何部位梗阻均可行支架术,但近段结肠(脾曲以上部位)梗阻的支架释放成功率低于左半结肠。乙状结肠过长、盘曲及结肠直径较大、部分肠段游离和下垂、结肠蠕动活跃、支架推送器材质过硬和盘曲后操作顺应性不佳等多重因素均是影响成功操作的原因。Neufel 等还经内镜下电刀切开治疗纤维性肠管狭窄,也取得了良好的疗效。

无论是溃疡性结肠炎、还是克罗恩病并发完全性肠梗阻,保守治疗无效时都应行手术治疗,对溃疡性结肠炎和克罗恩病行急诊手术治疗时应区别对待,选择急诊手术方式的决定性依据是病理学诊断结果。以结肠切除为主的手术(包括结肠次全切除术和结肠全切术等)可能成为溃疡性结肠炎的治愈性手术。而克罗恩病可发生于消化道各个部位的肠壁全层并且常呈节段性分布,单纯结肠切除术对于克罗恩病则意义有限。更为重要的是,经手术切除大部分结肠后,残余乙状结肠和直肠的溃疡性结肠炎病变就会逐渐缓解而进入静止期。与之不同的是,手术后的克罗恩病则可能在消化道其他部位,特别是手术吻合部位复发,使得患者不得不面临多次肠切除手术。至今,克罗恩病仍被认为是不可治愈的,我们对其选择术式和实施急诊手术时必须更加慎重。20世纪90年代提出的"损伤控制性手术"的原则,也适用于这些患者。在选择溃疡性结肠炎的急诊手术方式时不需犹豫,首选结肠切除和回肠单腔造口术。该术式耗时少,危险低,效果理想。可根据具体情况斟酌结肠的远端切除范围和直肠(乙状结肠)残端的处理方式,可选择全结肠切除术(直-乙状结肠交界处切断)或次全结肠切除术(腹膜反折上方切断,保留部分乙状结肠)。溃疡性结肠炎一般由发生部位向近侧肠管连续发展,因此,可根据最远端的病变部位,保留部分正常的乙状结肠以利于二期还纳重建手术。简而言之,切缘可向近侧调整,但不能向远侧移动而过多切除直肠。应为彻底去除溃疡性结肠炎的靶器官的手术创造机会和条件。溃疡性结肠炎的治愈性手术目前仍认为是全结、直肠切除,回肠与肛管吻合术。

结肠切除和回肠造口术前无须肠道准备,但应预防性给予抗生素并维持应用类固醇激素,患者术后基本恢复后才能逐渐减量激素。术中要点如下:①可从病变较轻的一侧开始游离结肠。切开侧腹壁的腹膜反折后,注意找到结肠系膜后层与后腹壁筋膜之间的间隙并在其中分离。②近端在距回盲部5 cm处切断回肠,注意保留肠系膜上动脉的终末支以便于二期回肠贮袋的构建;远端注意保留直肠上动脉并且避免过多分离直肠。这样即使不需要额外固定,直肠残端也不会回缩入盆腔,有利于再次手术中寻找。③ 手术结束前适当扩肛门并在直肠残端腔内经肛门置入一引流管,如气管导管,并于1周左右拔除,可避免积血感染和黏液瘘。在正确的解剖间隙中操作,以减少出血,尽可能避免不必要的分离与缝合固定,目的在于减少腹腔、盆腔粘连,这对于未生育女性尤为重要。

除此之外,由于全结直肠切除联合回肠造口术未留下二期手术关闭造口的余地,还会增加盆腔感染和盆腔神经丛损伤等多种术后并发症,现已很少采用。除非术中探查发现直肠病变严重,如直肠溃疡大出血或病程大于7年,直肠伴有重度不典型增生,高度怀疑癌变者。另外,也不推荐在急诊手术中完成回肠直肠吻合或直肠肛门吻合,全身应用激素会大大增加吻合口瘘的危险。

# 第六节　结直肠息肉

## 一、概述

肠息肉(polyp)是指一类从黏膜表面突出到肠腔内的隆起状病变。肠息肉是一类疾病的总称。1981 年,全国大肠癌病理专业会议参考了国外对大肠息肉的分类,结合我国病理学家的实践经验,按照病理性质的不同分为以下几种。①腺瘤性息肉:包括管状、绒毛状及管状绒毛状腺瘤。②炎性息肉:黏膜炎性增生、血吸虫卵性及良性淋巴样息肉。③错构瘤性息肉:幼年性息肉及色素沉着息肉综合征(Peutz-Jeghers 综合征,P-J 综合征)。④其他:化生性息肉及黏膜肥大赘生物。不同性质的息肉,其预后和处理亦不相同。息肉在形态上可分为有蒂、无蒂、广基、扁平状等。在数目上又有单发与多发两类(图 5-6)。息肉病是指息肉数目在100 枚以上(仅 P-J 综合征除外),反之,则称散发性息肉。本节仅限于讨论单发的各种息肉。多发的息肉将在下一节讨论。

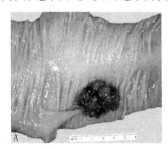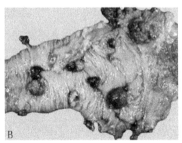

**图 5-6　单发与多发肠息肉**

A.结肠单发息肉;B.结肠多发息肉

## 二、病因

结直肠息肉的病因及发病机制目前仍不清楚。研究证明,影响腺瘤性息肉与结直肠癌发病的危险因素基本一致。目前初步证实:腺瘤的发生是多个基因改变的复杂过程,而环境因素改变致基因表达异常或突变基因在环境因素作用下表达形成腺瘤;而增生性息肉或炎性息肉则与感染和损伤相关。有研究已经证实,息肉与 CD44 基因 mRNA 的表达明显相关。散发性结直肠肿瘤中,结直肠息肉和癌组织 APC 基因突变率无显著差异,而在正常结直肠黏膜、炎性息肉和增生性息肉中均无突变。

### 三、发病

结直肠息肉的发生率各国不同,总的肠镜检出率为 10% 左右。其发病率随年龄的增长而增加,30 岁以上结直肠息肉开始增多,60～80 岁的发病率最高,尤以腺瘤增加显著,女性略低于男性。以腺瘤性息肉为多见,约占 70%,其次是增生性息肉和炎性息肉,错构瘤性息肉主要见于幼年性息肉和 P-J 综合征(Peutz-Jeghers息肉)。我国肠息肉发病率较低,成人多为腺瘤性息肉,好发于乙状结肠、直肠,占全结直肠息肉的 70%～80%。大小一般为 0.5～2.0 cm。

### 四、组织学分类

#### (一)腺瘤性息肉

腺瘤是息肉中最常见的一种组织学类型。腺瘤在病理切片中除可见管状腺体结构外,还常伴乳头状成分,亦即绒毛状成分,根据组织学中两种不同结构成分所占比例决定腺瘤的性质。Appel 提出管状腺瘤中绒毛状成分应<5%,当绒毛状成分达 5%～50% 时属混合性腺瘤,>50% 者则属绒毛状腺瘤。Shinya 则认为管状腺瘤中绒毛状成分应<25%,在 25%～75% 者属混合性腺瘤,>75% 者属绒毛状腺瘤。鉴于标准不同,各家报道腺瘤中各种腺瘤的比例可有较大差异,且无可比性。为此,1981 年我国第一次大肠癌病理会议上建议统一标准为绒毛状成分<20% 者属管状腺瘤,>80% 者为绒毛状腺瘤,介于20%～80% 者则属混合腺瘤。

#### 1.管状腺瘤

管状腺瘤是最常见的组织学类型,占腺瘤的 60%～80%,发病率随年龄增加而增加,在小于 20 岁的年轻人中极少存在。多为带蒂型(占 85%),亚蒂、无蒂少见。常多发,小于 0.5 cm 的小腺瘤多由正常的黏膜覆盖,多数管状腺瘤为 1.0～2.0 cm 大小,少数大于 3 cm,腺瘤的恶变与其大小直接相关。常有蒂、呈球状或梨状,表面光滑,可有浅沟或分叶现象,色泽发红或正常,质地软。活检组织学检查管状腺瘤由密集的增生的腺体构成,腺体大小、形态不一致,常见有分枝和发芽(图 5-7)。多数管状腺瘤仅表现为轻度不典型增生。然而,可以有高达 20% 的表现为重度非典型增生、原位癌或浸润性癌,仅 5% 管状腺瘤是恶性的。

2.绒毛状腺瘤

绒毛状腺瘤较少见,又称乳头状腺瘤,这是一种癌变倾向极大的腺瘤,一般癌变率为 40%,故被认为是一种癌前病变,其发病率仅为管状腺瘤的 1/10,好发于直肠和乙状结肠,临床所见绝大多数为广基型,呈绒毛状或粗颗粒状隆起,伴有宽广的基底,有时可侵占肠周径的大部分,其表面可覆盖一层黏液,质地较管状腺瘤为软(图 5-8)。在少数病例中绒毛状腺瘤可以有蒂,活动度极大。体积大,一般直径大于 3.0 cm,可达 10～20 cm。活组织检查见绒毛结构占据腺瘤的80%以上。

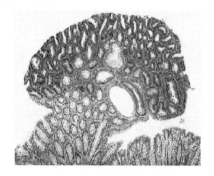

图 5-7　管状腺瘤

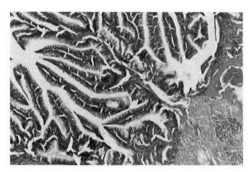

图 5-8　绒毛状腺瘤

3.绒毛状管状腺瘤

这类息肉兼有管状腺瘤和绒毛状腺瘤两种组织学特点(图 5-9)。既有分支状的腺体,同时也有像手指一样突起的长长的腺体。绒毛状管状腺瘤是 10～20 mm息肉中最常见的一种。其恶变率介于管状腺瘤与绒毛状腺瘤之间。

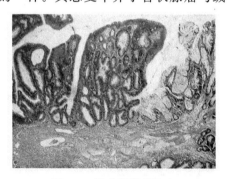

图 5-9　绒毛状管状腺瘤

(二)炎性息肉

炎性息肉是由对炎症反应的再生上皮组成。可以继发于任何一种炎症反应,但是最常见的原因是溃疡性结肠炎。炎性息肉也可以继发于感染性疾病,例如阿米巴性结肠炎、慢性血吸虫病或细菌性痢疾。炎性息肉没有恶变倾向,但是,对溃疡性结肠炎患者,可以有某些部位的异型性改变或恶性变同时存在。

**1.假息肉病**

主要发生于慢性溃疡性结肠炎或克罗恩病,由于慢性炎症刺激,形成多发性肉芽肿。在其形成的早期,如炎症能获控制,肉芽肿有可能随之消失。但如慢性炎症不能得到有效的控制,而呈持久的慢性刺激,肉芽肿就有恶变的可能。癌变率与病程长短往往呈正相关。病程超过 30 年时癌变率达 13%～15%。慢性溃疡性结肠炎具有极高的癌变率,是公认的癌前病变之一。因此,对这些假息肉病应慎重处理。

**2.炎性息肉**

指单发的非特异性炎症所引起的息肉,组织结构与上述相同,但不会癌变。往往炎症消退后,息肉可自行消逝。

**3.血吸虫性息肉**

在慢性血吸虫病时,大肠黏膜下常有血吸虫卵沉着,其周围伴纤维组织增生,或形成虫卵结节。当虫卵多时,固有膜内亦可有虫卵沉着,并破坏腺管和引起增生。一般血吸虫卵结节体积不大,呈小球状或条索状,并常呈簇状分布,外观中央呈橘黄色,周围呈灰白色。在长期慢性、反复感染的病例,这类息肉可进一步发展成炎性肉芽肿,具有很大癌变倾向,也是一种癌前病变。

**4.良性淋巴样息肉**

直肠具有丰富的淋巴组织,在肠道炎症时,直肠黏膜下的淋巴滤泡即可增生并形成息肉而突入肠腔。因此,所谓息肉实质上是增生的、高度活跃的淋巴样组织。细胞分化成熟,其上覆盖有正常的直肠黏膜上皮,是一种良性病变,应与恶性淋巴瘤区分。因为本病不会恶变,无须做肠断切除。

**(三)错构瘤性息肉**

幼年性息肉是一种错构瘤,属大肠黏膜上皮的错构瘤,又称先天性息肉,主要发生于儿童,以 10 岁以下多见,尤以 5 岁左右为最多。息肉好发于直肠和乙状结肠,多数发生在距肛缘 5 cm 以内的直肠内。

息肉多呈圆球形或椭圆形,鲜红、粉红或暗红色,表面光滑,如激发感染可呈现粗糙颗粒状或分叶状。其大小平均为 1 cm 左右,多数有蒂。组织学上息肉蒂为正常结直肠黏膜,当形成息肉时,结直肠黏膜上皮即转为慢性肉芽组织,由大量结缔组织、血管组织、单核细胞和嗜酸性细胞浸润,其中还有许多黏液腺增生和含有黏液囊肿组成。因此,组织学上这不是肿瘤,也不属肿瘤性质,而是正常组织的异常组合,故称为错构瘤。

关于错构瘤形成的机制尚不清楚。有人认为其发生与黏膜慢性炎症、腺管阻塞、黏液滞留相关,故又有滞留性息肉之名。肠道错构瘤有恶变可能。为进行组织学检查和去除症状,应当切除。多数可以经内镜切除,需特别小心将其富含血管的蒂处理好。在直肠下端或从肛门脱垂出的病变可以经肛门切除。切除后复发非常少见。

### (四)增生性息肉

增生性息肉是在结肠和直肠内发现的最常见的非肿瘤性息肉,常常是多发的,多无蒂,直径多小于5 mm;大于 10 mm 的增生性息肉非常罕见。在无症状患者的结肠镜检查中,可以发现增生性息肉约占 10%。这些病变一般可以保持大小不变和无症状。然而,由于它们从外表与肿瘤性息肉不能区分,因此常常将其切除并活检。

组织学方面,增生性息肉表现为黏膜隐窝拉长的正常乳头状的表现。没有细胞异型表现。隐窝基底可见有丝分裂,表现为正常的成熟过程。其发生机制尚不清楚,可能与正常细胞在成熟过程中未脱落有关,演变成了一大的增生区。对这些病变不需要特殊的治疗。仅仅有增生性息肉存在也不需要进行结肠镜随访。

### 五、临床表现

大多数息肉并无任何自觉症状,而在纤维结肠镜检查或 X 线钡剂灌肠造影时无意中发现。大肠息肉约半数无临床症状,仅当发生并发症时才被发现,其表现:①肠道刺激症状,腹泻或排便次数增多,继发感染者可出现黏液脓血便;②便血可因部位及出血量而表现不一,高位者粪便中混有血,直肠下段者粪便表面附有血,出血量多者为鲜血或血凝块;③肠梗阻及肠套叠,以盲肠息肉多见;④位于直肠内较大的有蒂息肉可随排便脱出肛门外,甚至需反复手法帮助回纳。偶尔,蒂细长的息肉可发生蒂部扭转,坏死而自行脱落。

炎性息肉主要表现为原发疾病如溃疡性结肠炎、肠结核、克罗恩病及血吸虫病等的症状,炎性息肉乃原发疾病的表现之一。

### 六、诊断

发生在直肠中下段的息肉,直肠指检可以触及,发生在乙状结肠镜能达到的范围内者,也易确诊,但国内已较少开展这种简便、经济的乙状结肠镜检查方法,这可能与当前社会的医患关系紧张、恐漏诊引起纠纷有关。位于乙状结肠以上的息肉需做钡剂灌肠气钡双重对比造影,或纤维结肠镜检查确认。结直肠息肉明确诊断并无困难,重要的是应认识结直肠腺瘤呈多发性者及与癌肿并存者并不少见,临床检查时切勿因在某一段结肠或直肠内发现病变后,忽视全面的结肠检查。

结直肠腺瘤性息肉被认为是结直肠癌的癌前病变,但并非所有腺瘤都会癌变。一般认为腺瘤的大小对癌变的可能性具有很大影响。<1.0 cm 的腺瘤未见有发生浸润性癌者,>1.0 cm 者癌变机会增大,1~2 cm 腺瘤的癌变率在 10% 左右,>2 cm 腺瘤的癌变率可高达 50%。息肉数目越多,越密布,癌变率越高。有文献认为,多发性息肉患者体内可能存在基因突变,因此,即使息肉切除仍易癌变。统计表明,息肉数目少于 3 枚,癌变率为 12%~29%;等于或超过 3 枚,癌变率增至 66.7%。腺瘤中绒毛状成分的多少对确定癌变的可能性则是另一个重要因素。绒毛状腺瘤的癌变率明显高于管状腺瘤,绒毛状管状腺瘤(混合腺瘤)的恶变率则居于两者之间。另一个因素是腺瘤的形态,广基腺瘤的癌变率比有蒂腺瘤高,而且广基腺瘤发展为浸润型癌的机会也比有蒂腺瘤为高,因为有蒂腺瘤癌变罕有侵入其蒂部者。

### 七、治疗

肠镜下息肉电切术安全、有效、简单,已经基本取代了传统的开腹手术。其中高频电息肉切除术是最成熟也是最普及的肠镜治疗方法,还可以选择行内镜下黏膜切除术或内镜下黏膜剥离术。腺瘤肠镜下治疗的关键是保证治疗的彻底性。对于广基或巨大息肉,有条件的单位可以双镜联合(内镜与腹腔镜)行息肉切除,以保证切除彻底性并减少并发症。术后应行全瘤病理检查并特别注意观察标本边缘有无癌组织浸润。对腺瘤癌变的处理应根据癌变浸润深度和腺瘤部位来决定,凡符合下列情况者应追加外科根治性切除术:①腺瘤基底部发生癌变已浸润至黏膜下层者;②癌细胞分化程度包括低分化与未分化癌;③癌细胞已浸润淋巴管、血管、神经周围或血管内发现癌栓;④切缘有癌组织。

如息肉位于腹膜反折下直肠内时(距肛缘 6~8 cm 内,直肠指检可触及范围内),可经肛门直视下予以局部切除。对位于黏膜内的局灶性癌或原位癌,局部切除已经足够。黏膜下癌则在局部切除后可加做术后辅助性放疗,对已经浸润至肌层的病例,则应追加根治性经腹直肠切除术。对位于腹膜反折以上直肠或结肠内的广基腺瘤癌变,因为不涉及切除肛门和永久性结肠造口的问题,多以经腹病变肠段切除为首选。现在有条件的医院对距肛缘 16 cm 以内的适合局部切除的肿瘤可采用经肛内镜显微手术(TEM)。

## 八、随访

由于腺瘤性息肉具有复发和恶变的潜能,息肉切除术后必须进行结肠镜随访。腺瘤性息肉术后的复发往往与腺瘤的数目、大小、病理类型及不典型增生程度相关。息肉数目大于3个、直径≥10 mm、绒毛状结构、重度不典型增生是息肉复发和癌变的高危因素。对已经进行了结肠镜下腺瘤切除的患者进行随访要遵循个体化的原则。息肉进行内镜下切除后,在3~6个月内要进行结肠镜随访检查,以确保切除干净。所有残留的息肉应当切除,同时再随访3~6个月。在经过2~3次随访后,仍没有切除干净的患者,多数应行手术切除。在完全切除后,多数患者应在1~3年后重复结肠镜检查。随访中没有发现异常的患者可以自此每5年检查一次。

# 第七节　痔

## 一、内痔

根据内痔发生的部位分原发性内痔(母痔)和继发性内痔(子痔)。母痔有三个,位于齿状线上方的右前、右后、左正中。这与血管的分支有关,直肠上动脉的终末支主要分布在右前、右后、左正中的肛柱内。与该动脉伴行的静脉首先在齿状线上方形成右前、右后、左正中三个主要的痔内静脉丛,然后汇集成右前、右后、左正中三支较粗的静脉,再汇集成直肠上静脉,注入肠系膜下静脉。由于直肠上静脉无静脉瓣,在直肠压力增高等因素的影响下,痔内静脉丛容易淤血、扩张、迂曲成为原发性内痔。继发性内痔有1~4个,由左正中及右后支静脉再分支扩张而成,故子痔常与左正中及右后的母痔相连(图5-10)。而右前支静脉常无分支,多无子痔。母痔和子痔的位置并不恒定,有的也有变异,有的孤立,有的数个连在一起。若母痔和子痔都脱出肛门,呈梅花瓣状,称环状痔。如内痔脱垂水肿不能回纳,称嵌顿性内痔。嵌顿性内痔发生血循环障碍,出现坏死,疼痛加剧,称绞窄性内痔。

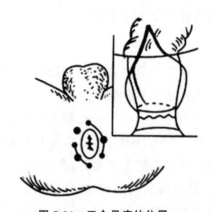

**图 5-10　三个母痔的位置**

（小图为直肠上动脉的分支与母痔的关系）

**(一)分期**

内痔分四期。

**1.一期**

排便时出血,血在大便表面,鲜血;或有滴血及喷射状出血,出血量较多。痔块不脱出肛门外。内镜检查,在齿状线上可见淡红色的结节状隆起,有的还可见出血。

**2.二期**

间歇性排便带血、滴血或喷血,出血量较一期减少。但排便时痔块脱出肛门外,便后痔能自行还纳。

**3.三期**

排便时出血量减少,但便时内痔常脱出肛门外,或劳累、行走过久,以及咳嗽或负重等腹内压增高时,痔亦脱出肛门外。脱出后痔不能自行还纳,需用手托回或卧床休息,腹内压减低后方可自行还纳。

**4.四期**

内痔长期脱出在肛门外,不能还纳,或还纳后又立即脱出。

内痔发展到三、四期时,多数已成为混合痔,因脱出的痔块较大,常累及到内、外痔静脉丛,因此,混合痔常是由内痔逐步加重形成。

**(二)临床表现**

**1.便血**

便血多见于一、二期内痔,三、四期内痔出血较少,其特点:无痛性、间歇性便少量鲜血,便血数月后可自行停止,但会反复出现。血多在大便表面,有时为便时滴血,出血严重者可呈喷射状,如长期反复便血,可出现贫血。便血多因粪便擦破了痔表面上的黏膜,或排便时用力过猛引起扩张的内痔血管破裂出血,或因痔反复脱出肛门外,痔表面黏膜因摩擦、炎症、糜烂出血。便血常由大便干结、饮酒或吃刺激性食物以及疲劳引起。

**2.内痔脱垂**

内痔脱垂见于内痔后三期。多先有便血,后有脱垂,并越到晚期脱垂越严重,因晚期痔体积增大,逐渐与肌层分离,排便时易被推出肛门外。轻者便后可自行还纳,重者需用手推回,严重者在咳嗽、体力劳动等腹压增加时也能脱出肛门外。甚至有的内痔(四期)脱出肛门后不能还纳,严重影响患者的生活及劳动。有的内痔出血不明显,而脱垂是其主要症状。

**3.疼痛**

单纯内痔无疼痛。但有肛门下坠感。只有当内痔脱出嵌顿、水肿、血栓形成、感染、坏死时才有不同程度的疼痛。

**4.肛门瘙痒、潮湿**

晚期内痔,由于痔块反复脱垂,肛门括约肌松弛,分泌物常流出刺激肛周皮肤,出现潮湿及瘙痒,有的还出现肛周湿疹。

**(三)诊断**

内痔主要根据其临床表现及检查结果来诊断。检查应按照视诊、直肠指检和肛门镜检查的顺序仔细进行。

**1.肛门视诊**

用两手拇指将肛门向两侧牵开,三、四期内痔多能清楚地看到,二期痔有时亦能看到。痔有脱垂者,在蹲位或嘱患者排便后使痔保持脱垂状态下立即观察,可清楚地看到痔核的大小、形态、部位和数目。痔黏膜有无破溃、出血,特别对诊断环状痔有意义。

**2.直肠指检**

如内痔无血栓形成或纤维化,不易扪出。但对排除直肠其他病变十分重要,尤其要除外直肠癌、息肉和直肠黏膜下肿块等病变。

**3.肛门镜检查**

进行肛门镜检查时,先观察直肠腔内有无血迹、黏液,黏膜有无充血、水肿、溃疡及肿块,排除直肠内其他病变,再观察齿状线上方的痔块,痔块向肛门镜内突出,呈暗红色结节,并注意其大小、数天、部位及其黏膜有无糜烂等。

**（四）鉴别诊断**

内痔的诊断并不困难，关键是在诊断内痔时应注意与直肠癌等严重疾病进行鉴别，避免对肛管直肠其他疾病的漏、误诊。与痔鉴别的主要疾病有以下几种。

**1.直肠癌**

临床上将直肠癌误诊为痔者并不少见，其误诊原因是仅凭便血等症状来诊断，忽视了直肠癌、溃疡性结肠炎等疾病也多有便血，而未行直肠指检或内镜检查。直肠癌为高低不平的实质性肿块，表面有溃疡、组织脆、易出血，指套有血迹。肿瘤较大时，肠腔有狭窄，并且肿块较固定。尤其注意三、四期内痔与直肠远端癌的鉴别，不要看到有痔或环状痔，就满足于痔的诊断、治疗，直到病情加重才行直肠指检或内镜检查，这种沉痛的教训并非少见，应予以高度重视。

**2.直肠息肉**

息肉如有糜烂可以并发出血，有蒂息肉可脱出肛门外，有时误诊为痔脱垂。但息肉呈淡红色、可活动、圆形或分叶状，触之呈实质感。

**3.直肠脱垂**

有时将直肠脱垂误诊为环状痔。直肠脱垂呈环形，黏膜表面平滑，肛管括约肌松弛。环状痔脱垂黏膜呈梅花瓣状，括约肌不松弛。

**4.肥大肛乳头**

肥大肛乳头呈乳头状或三角形突起，有的有蒂，可脱出肛门外。肛门镜见肥大肛乳头位于齿状线部位，呈灰白色、质硬，有触痛，无出血。

**（五）治疗**

痔不会转变为其他恶性病变，偶有出血或脱垂，只需注意饮食，多吃新鲜蔬菜和水果、多喝水，使大便松软、通畅，即可缓解。故目前对痔的治疗观点如下：①无症状的痔无须治疗，一切治疗的目的是消除症状，而不是消除痔体。故痔有出血、脱垂、嵌顿或血栓形成时才需治疗。一切没有症状的痔只需注意饮食、保持大便通畅、注意肛门清洁、防止并发出血和脱垂等的发生即可，无须特殊治疗；②痔的治疗是消除症状，而不是根除痔本身，通过对痔周围组织的纤维化，以达到固定肛垫于直肠肌壁的目的，防止痔出血、脱垂；③严格掌握手术适应证，当保守治疗失败或三、四期内痔已失去其保留的意义，而且不再有可逆性时，选择手术切除是必要的，但轻易地将痔切除或大范围地切除是不可取的。同时痔有出血、脱垂，眼看着患者受痛苦，这也是不符合医学伦理的。

根据以上观点,内痔的治疗应根据每个患者的病情,医师的经验等,选择不同的治疗方法。

1.一般治疗

对伴有便秘的患者,应用缓泻药软化大便,每晚或便后用1∶5 000高锰酸钾液坐浴,然后向直肠内塞入痔疮栓。如痔核脱出,用手轻轻推回。对嵌顿性痔,用50%硫酸镁湿敷后,轻柔地将其复位,待炎症消退后再进一步治疗。

2.痔注射疗法

内痔注射疗法自19世纪起一直沿用至今。目前用作内痔注射疗法的药物较多,常用的有5%苯酚植物油,5%鱼肝油酸钠,5%盐酸奎宁尿素水溶液,以及消痔宁等。注射疗法的作用机制是将硬化剂注入痔块周围,造成局部无菌性炎症,导致痔黏膜下组织纤维化,小血管闭塞,使下移的肛垫回缩固定于肌面上。而注射疗法绝不是使血管栓塞。在这些硬化剂中,目前国内外最常用的是5%苯酚植物油。该药有以下优点:①用量小,总剂量10～15 mL,一般无不良反应;如用其他注射剂量大的药物,容易引起局部黏膜的坏死及溃疡;②容易吸收,局部反应小,因植物油容易吸收;如用矿物油配制则不易吸收,并且可致不良后果;③苯酚本身有灭菌作用,用于易被污染的肛门部位是有益的;④注射后局部产生的瘢痕很小。

(1)适应证:①无感染、糜烂等并发症的内痔都可以注射;②一期内痔,尤其适用于主诉便血无脱垂者,对控制出血的效果明显,且有很高的两年治愈率;③二、三期内痔,注射后可防止或减轻脱垂;④痔手术后复发,再度出血或脱垂者;⑤年老体弱、高血压、心脏病、肝、肾功能不全者亦可注射,但应谨慎进行。

(2)禁忌证:任何外痔及内痔有血栓、感染或糜烂者。

(3)方法:注射前排空大小便,取侧卧位或截石位。行直肠指检后插入肛门镜,仔细检查肛管后暴露内痔。用氯己定消毒。将针尖刺入齿状线上内痔根部黏膜0.5 cm(图5-11A),刺入后针尖能左右移动,即证明在黏膜下层;针尖不能移动,说明针刺入过深,已达肌层,应将针拔出少许,抽吸无回血,即可注射。针尖不应刺入痔中心的静脉丛内,以防硬化剂注入血管内,引起急性痔栓塞。注射5%苯酚植物油的量应根据黏膜的松弛程度和痔的大小来定。一般每个痔注入3～5 mL,如黏膜很松弛可达5 mL。每次注射1～3个母痔。药液注入黏膜下层后,可见粉红色的黏膜隆起,并可见黏膜血管纹理(图5-11B)。如药液注入过浅,隆起黏膜呈白色,以后黏膜易坏死形成溃疡。若注射过深,达肠壁肌层,可出现疼痛。若注入齿状线以下,患者立即感到疼痛。并且前正中线部位不宜注射,因易损伤前列腺、尿道或阴道。因此,注射的部位和深浅关系到疗效的好坏、患者的痛苦及并发症,应加注意。

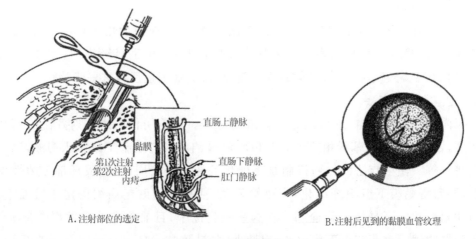

A.注射部位的选定

直肠上静脉
黏膜
第1次注射
第2次注射
内痔
直肠下静脉
肛门静脉

B.注射后见到的黏膜血管纹理

图 5-11　内痔注射疗法

(4)注射疗法的注意事项如下:①注射结束,拔针后观察穿刺点有无出血,如有出血,用无菌干棉球压迫片刻止血。肛门镜拔除后,括约肌收缩,多能止血及防止药液自针孔流出;②拔除肛门镜前,直肠内置入1枚外涂痔疮膏的痔疮栓,有利于局部的消炎、止痛;③每隔5～7天注射1次,每次注射内痔不超过3个,1～3次为1个疗程,第2次注射部位较第1次稍低;④注射药量要适当,注射过少疗效差,足量注射疗效好,过量注射易致局部黏膜坏死。注射针头用9号长的穿刺针,针太粗易致出血,过细药液不易注入;⑤注射中或注射后都不应有疼痛,如注射中出现疼痛多是因注入过深或注射到齿状线以下等原因引起,术后疼痛多是感染造成;⑥注射后24小时不排便,以防止痔脱垂及出血、感染。若有脱垂,应立即还纳,以免发生痔静脉栓塞;⑦第2次注射前应先行直肠指检,如痔已硬化,表明痔已固定,则不需要再次注射。或在肛门镜下用钝针头拨动痔表面黏膜,如仍松弛,可再注射;⑧注射后应休息30分钟,患者无不适后才可离开,以防虚脱等反应。

(5)并发症:一般内痔注射发生的并发症少,尤其是5%苯酚植物油注射发生的并发症很少。常见的并发症有以下几种。①出血:多是黏膜破溃后出血,且出血量多较大。主要是注射药浓度过高,过于集中,痔上血管被腐蚀后发生大出血。应在直视下缝扎止血。②局部坏死:如用消痔宁或奎宁等注射,浓度过高,用量过大、深浅不当引起。坏死后形成溃疡,有的可发生出血,多经抗感染等对症治疗 1 个月左右才能愈合。③直肠狭窄：多因注射无计划、无目的、在同一平面上注射痔过多，或注入药物过多、过浓，大片坏死，巨大溃疡愈合后形成狭窄，可用手指或气囊扩张狭窄，或手术成形等治疗。

（6）疗效：内痔注射疗法操作简单，多在门诊完成，见效快。尤其对一期内痔出血的止血作用好。有学者报道用 5％苯酚植物油注射一、二期内痔，其治愈率达 75％。但多数学者认为对二、三期内痔注射后疗效欠佳，2 年内复发率较高。

**3.枯痔钉疗法**

将枯痔钉插入痔中心部位产生创伤、异物反应，使痔静脉闭塞，间质纤维组织增生收缩、固定于肌肉表面，从而达到治愈痔。在异物反应期间，枯痔钉插入创道有引流作用，一般不会发生感染。枯痔钉有含砒与不含砒两类，目前多用不含砒的二黄枯痔钉（黄柏、大黄制成），避免了砒的毒性反应。

（1）适应证与禁忌证：枯痔钉疗法适用于二、三期内痔，但内痔如有糜烂、溃疡等感染时，以及外痔禁用枯痔钉疗法。

（2）方法：取左侧卧位，不用麻醉，先让患者下蹲屏气或用吸肛器等使痔充分暴露于肛门外。术者用左手固定脱出之痔，消毒。用右手捏住枯痔钉后段，将钉与肛管平行或呈 15°斜插入。用力刺破黏膜后，再左右旋转插入，深约为 1 cm，以不超过痔的直径为宜（图 5-12）。黏膜外剩余部分剪除，仅使钉外露 0.1 cm 起固定、引流作用。插钉间距 0.2～0.4 cm，齿状线以上 0.2 cm，插钉数量根据痔的大小来定，一般每个痔插钉 4～6 根，两排枯痔钉应错位呈三角形。先插出血的痔，再插左侧的痔，最后插右侧的痔，一次插钉 1～3 个内痔。插毕将痔送回肛门内，包扎。

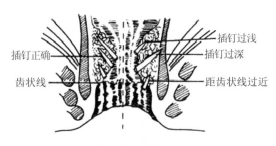

插钉正确　　插钉过浅
插钉过深
齿状线　　距齿状线过近

**图 5-12　枯痔钉插入内痔深度**

（3）术后处理：术后控制排便 1 天，以免枯痔钉脱落、痔脱出、出血。第 2 天开始口服液状石蜡等软化大便，避免用力排便。若痔脱出应立即送回，防止嵌顿。并注意大便性状，若出血过多，应行缝扎止血。便后及每晚应用 1：5 000 高锰酸钾溶液坐浴,向直肠内塞入痔疮栓。1周内避免重体力劳动,如用含砒枯痔钉,应注意查肝、肾功能。

枯痔钉插入后12～24小时溶化,2周左右愈合。该法近期疗效好,1年复发率约20%,无肛门狭窄、失禁等并发症。由于复发率高等因素影响,近年来应用逐渐减少。

4.胶圈套扎疗法

通过器械将小胶圈套扎在内痔的根部,利用胶圈的弹性回缩力阻断内痔的血运,使痔缺血、坏死、脱落,创面逐渐愈合。该法适用于各期内痔,主要用于二三期内痔。痔有感染等并发症时禁用。套扎器有吸入套扎器和拉入套扎器两种,前者常套扎痔块较少,疗效欠佳,以及易发生机械故障等,现应用渐减少。后一种套扎器圈套痔块的大小容易调节,故疗效较好。现以拉入套扎器为例说明套扎器的结构及使用方法。

(1)套扎器的组成:套扎器用不锈钢制成,全长为20 cm,分三部分。①套扎器前端为套扎圈环,直径为1 cm,有内、外两圈,内圈套入外圈,外圈能前后移动。②杆部:为一长为20 cm带柄的金属杆,分外、内两杆。外杆与外圈相连接,按压柄部时,可使外圈向前移动,将内圈上的小胶圈推出,套住痔块根部。内杆与内圈相连接,不活动。③扩胶圈圆锥体,为将小胶圈装入内圈之用(图5-13)。

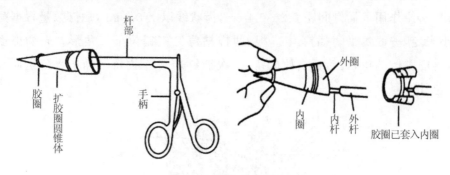

图 5-13　拉入套扎器

(2)方法:套扎前排尽大便,患者取膝胸位或侧卧位。插入肛门镜,显露需套扎的内痔,局部消毒后,助手固定肛门镜,术者左手持套扎器,右手持痔钳(或弯麦粒钳),从套扎器内伸入肛门内,钳夹痔块,将其拉入套扎器圈内,扣动手柄将两个胶圈推出,套扎于痔块根部,然后松开痔钳,并与套扎器一并取出,最后取出肛门镜(图5-14)。一般一次可套扎1～3个内痔。如无套扎器也可用两把血管钳替代。先将胶圈套在两把血管钳的前端部,然后用1把血管钳夹住痔根部,另

1 把血管钳挑起胶圈越过痔,套在痔的根部(图 5-15)。痔的下端如套在齿状线处,应将其皮肤剪开,防止疼痛。

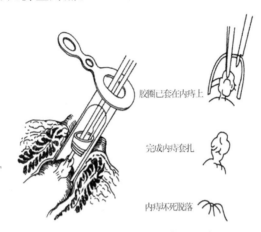

图 5-14　拉入套扎器套扎内痔

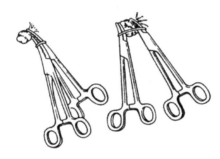

图 5-15　内痔血管钳套扎法

(3)注意事项:①钳夹痔块时如果患者感到疼痛,应重新往上夹,防止胶圈套在皮肤上,术后疼痛。②每个痔同时套两个胶圈,防止断离,使套扎失败。胶圈用浸泡消毒,防止高压消毒失去弹性。③套扎后如感疼痛不适,若是套扎到皮肤引起,应局部麻醉后 V 字形剪开痔下缘的皮肤。④每次套扎不超过 3 个痔。如为环状痔,第 1 次套扎后症状还明显者,可在 3~4 周后再行第 2 次套扎。

(4)术后处理:①术后控制排便 1 天,以防痔脱垂、水肿;若便后有脱垂应立即还纳。②便后或睡前用 1:5 000 高锰酸钾溶液坐浴,并用痔疮栓塞肛。③对年老体弱者,可适当服用甲硝唑及环丙沙星等预防感染。④2 天后适当应用缓泻剂以防便秘。

(5)并发症:一般患者行套扎术后第 1 次大便时,可能带少许血或肛门有下坠不适及疼痛感者,用坐浴或止痛药等对症治疗,这不属于并发症。常见的并发症有以下几种。①迟发性出血:一般发生在套扎后7~10天,痔块脱落后发生出血。其发生率约为1%,多需应用巴曲酶等止血药治疗,必要时行缝扎止血。如胶圈未脱落的出血,多因胶圈失去弹力或套扎过松,此时可行硬化剂注射,或行切除。②疼痛:剧烈疼痛应除外肛周感染,如无感染多系橡皮圈套扎到皮肤上,应在局部麻醉下切开被套扎的皮肤。如有感染应立即抗感染治疗,以防坏疽等严重并发症发生。③胶圈滑脱:常因胶圈本身的问题或组织张力过大引起,可使用缓泻剂,避免大便过于干结,大便时使胶圈移位,或在术中行结扎后,在痔内注入硬化剂防止滑脱。④血栓形成:内痔结扎后,在相应部位发生血栓性外痔的发生率为2%~3%。发生后应给予坐浴或切开取血栓。

(6)疗效:该法操作简单,疗效较好,患者痛苦小。一般报道治愈率为76%~90%,症状改善者为10%~25%,无效为1%~10%,并且多为四期内痔。但套扎疗法愈合时间长,需3周左右。并且感染也偶有发生,应加警惕。

5.红外线凝固疗法

接近痔的正常黏膜处,围绕痔做3~5次脉冲照射。每次脉冲可产生直径为3 mm,深为3 mm区域的组织坏死,使痔周围黏膜下产生纤维化,从而达到使痔缩小固定于肌肉表面的目的,使痔治愈。

(1)适应证:红外线凝固疗法适用于一、二期内痔。

(2)方法:患者侧卧位或折刀位,可在靠近齿状线处黏膜下注射少量麻药,以防照射时疼痛。用肛门镜显露痔块,根据痔的大小,在靠近痔块正常黏膜处环形照射3~5次脉冲,每次脉冲1~1.5秒(图5-16)。不能直接照射痔的中部,每次可照射1~3个母痔,如需要2周后可再用该法治疗。照射后组织凝固变白,以后数天内成黑色的焦痂,最后焦痂脱落,留下轻微皱缩的粉红色瘢痕。

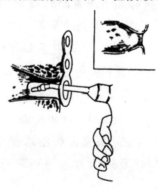

图 5-16　红外线凝固疗法治疗内痔

上图示1个痔需照射4个点

（3）疗效：该方法操作简单，无疼痛，疗效较好。对一、二期内痔与胶圈及注射疗法相比较疗效相似，但对三期内痔的疗效差。

**6.双极透热疗法**

该方法通过热效应使局部组织破坏，形成溃疡，纤维组织增生愈合，使痔缩小、固定，达到治愈目的。该仪器的痔探头是通过双极电流来使血管团发生凝固、电流经过探头顶端两个临近电极之间的组织通过，使组织凝固、发白。由于电流通过的路径较短，即使多次应用，其穿透的深度仍较有限。

（1）适应证：双极透热疗法适用于一、二、三期无并发症的内痔。

（2）方法：左侧卧位或折刀位。不用麻醉。用绝缘肛门镜暴露痔块。将探头紧密接触齿状线 1 cm 以上的痔块，打开开关，直到局部组织发白。此时局部组织凝固的深度已达到 3 mm。一次可治疗 1～3 个内痔。

（3）疗效：该法容易操作，治疗时间短、无疼痛、疗效较好，一次治愈率可达 78%，并对三期内痔亦有较好的疗效。

**7.肛管扩张术**

1968 年 Lord 报道了应用肛管扩张术治疗内痔。认为痔的发生是由于肛管内压增高所致，因此扩张肛管降低肛管压力，可以解除痔的症状，达到治愈目的。

（1）适应证：该法适用于肛管静息压大于 13.3 kPa，或疼痛剧烈的绞窄性内痔。禁用于老年人及常有腹泻者。

（2）方法：取截石位或折刀位。用腰麻或骶管麻醉。具体操作方法见肛裂的肛管扩张术。扩张后 2 周复查，如症状未消失，可用扩肛器再次扩肛。并发症有肛管皮肤撕裂、出血、黏膜下血肿及暂时性肛门失禁。

（3）疗效：扩肛后症状改善或无症状者，一般报道为 75% 左右；无效者为 5%～20%，故有的患者需改用手术等治疗。长期随访复发率较高。

**8.手术治疗**

手术治疗适用于三四期内痔，尤其适用于外痔较大的混合痔。

（1）外剥内扎术：外剥内扎术适用于混合痔。即外痔剥离，内痔结扎。手术步骤如下。①折刀位或截石位，骶管麻醉或局部麻醉。②消毒、扩张肛管后，用拉钩轻轻拉开肛管，探查痔的数目、大小和部位。③用组织钳夹住外痔向外牵拉，暴露内痔（图 5-17A）。在外痔基底部两侧皮肤做 V 形切口，剪开皮肤时，防止剪破痔静脉丛。在括约肌表面钝性分离外痔静脉丛至齿状线稍上方。并剪开内痔两侧少许黏膜，显露内痔基底部。④用弯血管钳夹住内痔基底部，用 7 号不吸收线结扎（图 5-17B），再用 4 号不吸收线缝扎一道，剪除痔块。⑤用 3-0 号可吸收线缝合切开的黏膜直至齿状线处,皮肤切口不缝合,以利引流。

用同样的方法切除其他1~2个母痔,一次手术切除不超过3个。并且在切除的两痔之间必须留有1 cm以上的正常黏膜和皮肤,避免发生肛门狭窄。创面敷以凡士林纱布包扎。

(2)急性嵌顿性内痔的手术治疗:内痔,尤其是环状内痔脱出嵌顿(称急性痔病),由于有广泛的血栓形成及水肿,患者十分痛苦。以往认为手术会导致炎症扩散,其治愈时间长,有的还发生感染,故不敢手术切除,而行保守治疗。近来认为嵌顿性痔的急性水肿是静脉和淋巴回流障碍所致,而并非炎症引起,即使痔有浅表溃疡形成,但炎症多在痔表面,不在深层组织,并不影响手术。并且肛周组织对细菌感染有较强的抵抗力,应行急症手术切除,但仅限于某1~3个嵌顿有血栓形成的痔,而不适宜做痔环形切除等范围较大的手术。术后水肿明显减轻或消失,疼痛缓解。但脱垂之痔如有明显感染或坏死,仍应保守治疗。

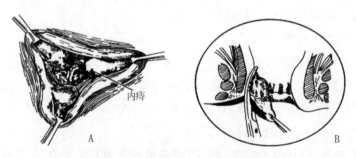

图 5-17　混合痔外剥内扎术

A.用组织钳夹住外痔向外牵拉,暴露内痔;B.外痔已剥离,在内痔根部上血管钳准备结扎

(3)痔环形切除术:痔环形切除术适用于环状痔及内痔伴有直肠黏膜脱垂者。术前排尽大便。手术步骤:①取折刀位或截石位;腰麻或骶管麻醉。②消毒、铺单后,扩肛至4指,探查痔的数目、大小及部位。③选一与肛管直径相同的软木塞塞入肛管内,然后向外拉2~3 cm,使痔全部脱出,并附着于软木塞上。用一排大头钉将痔块环形固定在软木塞上,针距1 cm。在齿状线上缘0.5 cm处环形切开黏膜(图 5-18)。在括约肌表面剥离切除所有扩张的痔静脉团。④在12点处纵行剪开黏膜,将直肠黏膜与齿状线皮肤缝合1针,用同样方法在3、6、9点处各缝1针。⑤在痔块上方从12点处向3点方向做环形切口,切除黏膜及痔块。用3-0号可吸收线边切边间断缝合,逐步完成环状痔的切除与缝合(图 5-19A、B)。肛管内置一小块凡士林纱布包扎。

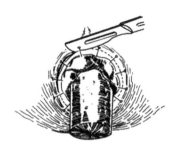

图 5-18　在齿状线上方 0.5 cm 环形切开黏膜

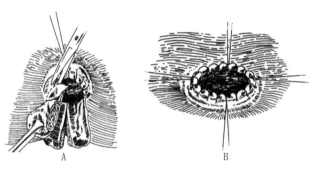

图 5-19　痔环形切除术

A.在痔块上方环形切断黏膜,边切边缝;B.痔切除后外观

切口愈合后,应做直肠指检,如有狭窄,应定期扩肛。痔行环形切除,容易发生肛管狭窄,故在切除中尽量多保留皮肤。由于该手术容易发生并发症,并且操作相对复杂,故近年来施行该手术的逐渐减少,而应用吻合器行环状痔切除术的增多。

(4)吻合器行痔环形切除术:该手术适用于三、四期环状脱垂性内痔。1998 年意大利 Longo 医师首先应用吻合器行痔环形切除术(procedure for prolapse and hemorrhoids,PPH)以来,在世界许多国家也开展了此手术,我国已行 PPH 手术上千例。

该手术的原理:用圆形吻合器(图 5-20)经肛门环形切除直肠下端黏膜 4 cm 的同时,并将黏膜对端吻合,不切除痔及肛管内的组织。由于直肠下端黏膜(距齿状线 2～3 cm)被切除了 4 cm,对端吻合后将下段脱垂的内痔组织向上提到肛管内,并且痔的血液循环也受到一定程度的阻断,痔缩小,以及术后炎症的影响,纤维组织增生,痔不易脱出肛门外。并且此手术未累及到齿状线及皮肤,故术后疼痛极轻,术后气、便的分辨能力不受影响,并发症少,手术时间和住院时间均短,但器械昂贵。

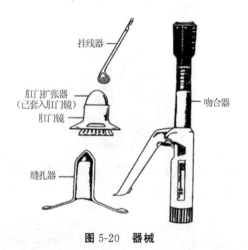

挂线器

肛门扩张器
(已套入肛门镜)

肛门镜

吻合器

缝扎器

图 5-20　器械

方法:截石位或折刀位。腰麻或硬膜外麻醉。①扩张肛管,使内痔脱出,用3 把组织钳夹住 3 个母痔,然后将外套肛门镜的肛管扩张器插入肛管直肠内,肛管扩张完毕后,取除扩张器。将缝扎器从肛门镜插入直肠,经肛门镜可见到脱入缝扎器内的黏膜。距齿状线 5 cm 用 7 号不吸收线缝合黏膜层一周,方法是边缝合边转动缝扎器(图 5-21),一圈缝好后,退除缝扎器。②将吻合器旋开到最大限度后从肛门镜插入,其头端伸入到环形缝线的上端,收紧环形缝合线打结。结不可打得过紧,以防捆绑于中心杆上,影响向下滑动。结扎后的线不能剪断,用持线器通过吻合器侧孔将线尾引出肛门外打结或用钳夹住(图 5-22),整个吻合器头伸入到肛管及直肠内。适当牵引结扎线使脱垂的黏膜进入套管内,拧紧吻合器,打开保险,击发完成切割、吻合(图 5-23),并继续保持吻合器呈关闭状态 20 秒,有压迫止血的作用。③将吻合器松开,同时取出吻合器及肛门镜。然后用小 S 形拉钩或肛门镜暴露检查吻合口,如有出血行缝扎止血。

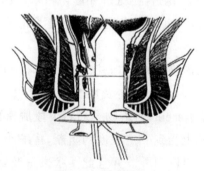

图 5-21　荷包缝合

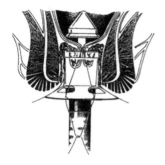
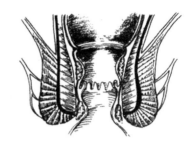

图 5-22　拉紧打结线,准备吻合　　　　　　　图 5-23　吻合口

　　手术注意事项:①缝合黏膜时,只能缝到黏膜下层,太深容易损伤括约肌及阴道,术后发生直肠阴道瘘,该并发症虽然较少,但已有报道;②环形缝合应距齿线 5 cm,黏膜松弛明显时可作两道对称性的环形缝合,两环形缝合线应靠近;环形缝合的针距为 0.5 cm,针距过大容易发生吻合口裂开;③取出吻合器应检查切除的黏膜是否完整、光滑;④拔除吻合器及肛门镜后,一定要检查吻合口是否光滑、完整、有无出血;如有出血或怀疑吻合欠佳时,应加强缝合,避免吻合口出血及漏等并发症的发生。

　　9.痔手术的并发症

　　痔行手术切除疗效较好,术后症状解除或明显好转者可达93%。但手术并发症亦不容忽视。常见的有十余种,如出血、尿潴留、疼痛、便秘、粪便嵌塞、切口感染、肛门皮垂、直肠黏膜脱垂、肛门狭窄、肛裂、假性息肉、表皮囊肿、肛瘘、肛门瘙痒、肛门失禁、痔复发。避免这些并发症除了精心操作外,还应严格掌握手术适应证及围术期处理,在这些并发症中最常见、较严重的如下。

　　(1)出血:有早期及晚期出血。前者是因结扎不紧,脱落出血。后者发生在术后 7~10 天,多因感染出血。由于肛管括约肌的作用,血液多反流入肠腔,而不易流出肛门外,故出血不容易及时发现。但出现下列征象者,应考虑到出血的可能:有阵发性腹痛、肠鸣音增强及腹胀;肛门下坠、便意感加重;患者出现头昏、心悸、恶心、出冷汗等虚脱症状。凡出现以上情况,应在止痛情况下行直肠指检,必要时行内镜检查,以便及时诊断和处理。如有出血除了全身应用巴曲酶或酚磺乙胺等止血药外,抗生素也应适当应用,但关键的是局部止血。如出血量较大,应在腰麻或局部麻醉下缝扎止血。出血量较小,如渗血等用气囊导尿管,或30 号肛管,外裹凡士林纱布,两端用丝线扎紧,外面再涂麻醉软膏,塞入肛门内压迫止血,一般均能达到止血目的。

　　(2)尿潴留:尿潴留是痔手术后最常见的并发症。有学者报道了痔手术后的尿潴留达 20%。疼痛及输液量过多是尿潴留的主要原因。因为疼痛、尿道括约肌不能充分地松弛，引起尿潴留。因此手术不缝合肛管皮肤，肛管内不塞入大块凡士林纱布用以压迫止血，可以减轻疼痛，同时适当应用止痛药，对预防尿潴留是重要的。并且在手术前及术后 12 小时限制水摄入量，造成短暂的轻微失水状态，使之在麻醉消失前，膀胱不会膨胀，待麻醉消失后，膀胱收缩功能恢复后再排尿，不会造成尿潴留。由于腰麻等对排尿功能有一定影响，故最好用局部麻醉。并且术后患者应尽早起床活动，第 1 次排尿时到厕所可引起条件反射，对防止尿潴留有一定作用。

（3）便秘：痔手术后患者恐惧排便，以及术后卧床，肠功能紊乱或局部功能失调，如伴有结肠功能低下，则可出现便秘。故术后第 2 天，患者仍未排便者，可给予缓泻药软化大便，促进排便。如术后第 4 天仍未排便，可用温盐水灌肠。

（4）肛门狭窄：肛门狭窄多见于环状痔行环形切除术后，或一次切除痔过多，切除两痔间留的皮肤、黏膜过少，或痔切除后纤维组织增生、瘢痕形成过大等引起。痔手术后的肛门狭窄常见的有以下 3 种。①肛缘处狭窄：多见于环状痔行环形切除时，切除肛管皮肤较多，或在行单个痔切除时，切除痔过多，同时切除的皮肤、黏膜范围较广，切口瘢痕收缩造成肛缘狭窄。检查时示指不能通过，瘢痕处有裂伤，多是由排便造成的撕裂。②齿状线处狭窄：多见于闭合式痔切除术后，即痔切除后皮肤黏膜完全缝合。外观肛门皮肤无异常，但直肠指检，齿状线处不能通过一示指。③齿状线上狭窄：多由于内痔蒂部结扎过宽，或切除痔的个数过多，结扎范围过于广泛引起。肛门狭窄应先行扩肛治疗，每天 1～2 次，多数患者有效，若无效者应行肛门成形术。

## 二、外痔

### （一）静脉曲张性外痔

静脉曲张性外痔也称单纯性外痔，由齿状线以下的外痔静脉丛扩张、迂曲形成。行走过久肛门可有下坠或异物感，有时有瘙痒。但无疼痛等其他症状。检查见肛周皮下有圆形或椭圆形的柔软突出物。静脉曲张性外痔给予内痔的一般治疗即可，无须手术等治疗。

### （二）血栓性外痔

血栓性外痔常见于便秘，排便用力过猛，咳嗽，过度疲劳，或局部静脉炎症，使肛缘静脉破裂，但也有无原因的自发性破裂。血液在肛缘皮下形成圆形或卵圆形血块。患者有突感肛门疼痛史，并出现一肿块，行走不便。疼痛在 48 小时内最剧烈,严重者坐卧不安。数天后疼痛渐减轻,5~7天后肿块变软,逐渐消散,疼痛缓解。

**1.检查**

早期在肛缘皮下可见暗红色结节,多为0.5~2 cm大小。触之质地硬,边界清楚,压痛明显。血栓性外痔皮肤可自行破裂排出血块,伤口可自愈,但有的则形成脓肿或肛瘘。

**2.治疗**

发病1~3天,若疼痛剧烈,肿块无变软、缩小,则应行手术治疗。反之若肿块缩小,疼痛轻微,则不需手术治疗。

**3.手术方法**

左侧卧位。局部麻醉后消毒,以血栓为中心,做一放射状切口,用血管钳将血栓完整地取出,有时有多个血栓,应逐个取出,不能遗留血栓,以免术后疼痛、肿胀不能缓解。取尽血栓后,剪除切口边缘皮肤少许,以利引流,并可防止愈合后形成皮垂外痔。伤口内置凡士林纱布引流,包扎。

**（三）结缔组织外痔**

结缔组织外痔也称皮垂性外痔,痔内无静脉扩张。常由慢性炎症刺激引起,多是血栓性外痔及肛门手术后的后遗症。患者有时有肛门异物、下坠感,或瘙痒,如有炎症时则感疼痛。常有粪便擦不尽污染内裤。皮垂性外痔如伴有炎症反复发作,可行手术切除。但一般情况下无须手术治疗,保持肛门部清洁,以免肛周瘙痒及感染。

**三、混合痔**

**（一）概述**

混合痔是指齿线上直肠黏膜下的血管性衬垫病理性扩张或增生,与齿线下曲张的痔下静脉丛在同一方位的相互贯通融合,括约肌间沟消失,使内痔部分和外痔部分形成一整体的隆起性组织。多发于截石位3点、7点、11点处,且以11点处最为多见。在诊断混合痔时,应注明内痔的分期和外痔的分类。

**（二）临床表现**

用力排便或负重等致腹压增加时,肛缘可见扩大隆起的静脉曲张性外痔,内痔部分较大者,常可脱出肛门外(图5-24和图5-25)。

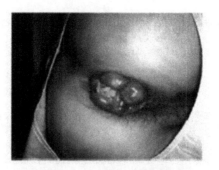

图 5-24 混合痔伴肛乳头肥大

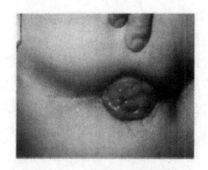

图 5-25 静脉曲张型混合痔

**(三)诊断**

直肠指诊可触及柔软、表面光滑、无压痛的隆起组织;混合痔部位括约肌间沟消失;肛镜检查内痔与外痔连成一体,无明显分界。

**(四)鉴别诊断**

鉴别诊断参照内、外痔的相关部分。

**(五)治疗**

1.非手术治疗

非手术治疗参照内、外痔的相关部分。

2.手术治疗

(1)电容场电钳治疗:取左侧卧位,常规消毒铺巾,腰部麻醉或局部麻醉。消毒肛管,扩肛,用组织钳夹住痔核并提起,然后用电钳夹紧痔核根部,其下垫好纱布,踩下脚控开关,3~50秒后仪器将自动报警,如果痔核较大,可在同一痔核不同平面反复钳夹直至满意为止。松开脚控开关,取下治疗电钳,痔核的基底部出现一2~3 mm宽的白色干结组织,距该干结组织1~2 mm处将痔核切除。对单个或界面清楚的混合痔,若以内痔为主,外痔部分较小者可内外部分一次钳夹;相反若以外痔为主,外痔基底部较广泛者,可先将外痔基底部皮肤呈 V 形切开,稍加钝性分离,然后钳夹内、外痔部分一次治疗。如遇过大痔组织,也可先行外痔部分钳夹,后进行内痔钳夹。

(2)外痔剥离,内痔结扎术:麻醉后,肛门部常规消毒,铺治疗巾,消毒肛管直肠,充分扩肛,使内痔全部暴露,在外痔部分,先做"V"形切口,注意保留肛管皮瓣,用组织钳提起"V"字形皮瓣,将皮瓣下方的外痔静脉丛剥离至齿线上0.2 cm处,然后用止血钳夹住内痔部分基底部,用丝线圆针做"8"字形贯穿缝扎,距缝扎线 0.5 cm 剪去痔的远端,修剪皮肤边缘至整齐,并使引流通畅,检查创面无出血,肛管内放入油纱条,外盖敷料并固定。术后当天限制大便,以后每次便后中药煎汤或温水坐浴,常规换药至愈。

外痔剥离时要选好切口,照顾外痔部分的整体关系,手术中注意保留适当的黏膜和皮肤,以防术后肛门直肠狭窄。术后处理参见内痔贯穿结扎法。

(3)环状混合痔分段结扎术:麻醉后,肛门部常规消毒,铺治疗巾,消毒肛管直肠,充分扩肛,使内痔全部暴露,首先根据痔核的多少、大小及与齿线、肛管、肛缘的关系,决定痔核分段以及保留肛管皮桥、黏膜桥的部位和数量。一般保留3～4 条肛管皮桥、黏膜桥。每条肛管皮桥的宽度不小于0.5 cm,黏膜桥的宽度不小于0.2 cm。肛管皮桥与黏膜桥应尽可能保留在痔核自然凹陷处,并呈较远距离均匀地分布。使痔核下端分离及结扎顶点的连线均呈齿形。由于保留了肛管皮桥、黏膜桥,进行了齿状分离结扎,这对避免肛门狭窄、肛门松弛、黏膜外翻后遗症有重要的作用。手术时,先将设计的一个痔核,在相应的外痔部分做放射状的梭形切口(肛管内切口应平行于肛管)。若外痔部分为静脉曲张,可做潜行剥离,尽量减少对正常肛管皮肤的损伤。分离至齿线上 0.5 cm,用一把弯钳将内痔基底部夹住,用丝线将内痔结扎,剪去结扎后的大部分痔组织。同法处理其他痔核。然后修理创口皮缘,并可将切口适当向肛外延长,以利引流,术中如有血管出血,予以结扎。对于肛管较紧缩的患者可在后正中切开内括约肌下缘。检查无出血,创面及肛门内放入油纱条,外盖敷料并固定。

(4)结扎注射后位扩肛术:麻醉后常规铺巾,消毒肛管、扩肛显露痔核,设计痔核分组,从肛管后位自齿线向对应肛缘做切口,于肛管内侧将内括约肌做部分切断以此向后位肛缘做斜坡样切口,将切口肛管内侧黏膜缘缝合固定。于痔核的内痔部分与直肠黏膜交界处至痔核外侧皮肤剪切缘,用 10 号丝线做"8"字缝合结扎。使结扎平面平行于肛管。同法处理其他各组痔核。一般为 3～5 组。每两组间曲张的外痔部分,可将其皮肤分离切开一并结扎。结扎后,肛管可能过一指半。于痔核内注入坏死剂,在肛管内放置排气引流管(图 5-26),加盖敷料,手术毕。

(5)特殊痔病的治疗处理。①急性嵌顿痔:在内痔无绞窄坏死的情况下可考虑手术治疗,可使用外剥内扎手术、PPH 手术、痔结扎手术。手术注意结扎前行血栓摘除及皮肤的保留,防止过度损伤。②妊娠期痔手术:孕后 20~30 周为安定期,痔病发作时可考虑手术。但麻醉和抗生素应用对胎儿有影响,须注意。③高龄患者原则上非手术治疗,病情需要、条件许可时可选择适宜的手术,应以微创手术为主。

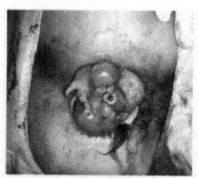

图 5-26　混合痔结扎术后

# 参 考 文 献

[1] 陈啸.外科常见病诊疗思维与实践[M].长春:吉林科学技术出版社,2020.

[2] 潘雷.普外科临床思维与实践[M].北京:科学技术文献出版社,2019.

[3] 张玉国.临床常见普外科疾病学[M].西安:西安交通大学出版社,2018.

[4] 门秀东.普通外科诊疗思维[M].天津:天津科学技术出版社,2020.

[5] 赵钢.外科常见疾病辨治思路与方法[M].北京:科学出版社,2018.

[6] 张杰.胸心外科临床诊治思维与实践[M].北京:科学技术文献出版社,2019.

[7] 邢书生.常见外科疾病危重症救治与诊疗技术[M].天津:天津科学技术出版社,2018.

[8] 刘小雷.实用外科疾病诊疗思维[M].北京:科学技术文献出版社,2020.

[9] 李沙丹.泌尿外科常见疾病诊疗技巧[M].南昌:江西科学技术出版社,2019.

[10] 孙国华.泌尿外科常见疾病诊治精要[M].北京:科学技术文献出版社,2018.

[11] 侯本国.泌尿外科疾病诊疗思维与实践[M].长春:吉林科学技术出版社,2019.

[12] 潘长景.泌尿外科常见疾病诊疗[M].昆明:云南科技出版社,2020.

[13] 齐瑞.外科常见疾病诊断与治疗[M].北京:科学技术文献出版社,2019.

[14] 张杰.临床常见胸心外科诊疗技术[M].长春:吉林科学技术出版社,2020.

[15] 李文光.临床泌尿外科疾病新进展[M].开封:河南大学出版社,2021.

[16] 吴至久.实用外科疾病诊疗思维[M].北京:科学技术文献出版社,2019.

[17] 付海柱.泌尿外科临床医学[M].昆明:云南科技出版社,2020.

[18] 张光辉,王维杰,励新健.普胸外科疾病诊疗常规[M].北京:化学工业出版社,2021.

[19] 黄秋记.常见外科疾病临床诊疗[M].长春:吉林科学技术出版社,2019.

［20］王科学.实用普通外科临床诊治［M］.北京:中国纺织出版社,2020.

［21］李沙丹.泌尿外科常见疾病诊疗技巧［M］.南昌:江西科学技术出版社,2019.

［22］樊盛军.临床常见普通外科疾病诊治［M］.北京:中国人口出版社,2019.

［23］裴元民.普通外科疾病诊断与治疗［M］.天津:天津科学技术出版社,2018.

［24］亓志玲.心胸外科疾病诊疗思维［M］.长春:吉林科学技术出版社,2019.

［25］徐冬,肖建伟,李坤,等.实用临床外科疾病综合诊疗学［M］.青岛:中国海洋大学出版社,2021.

［26］马菁华,卢艳丽,李玉平.常见疾病诊疗与康复［M］.长春:吉林科学技术出版社,2019.

［27］焦建国.临床外科疾病诊疗精粹［M］.北京:科学技术文献出版社,2018.

［28］苑文明,万勇.当代外科常见病诊疗实践［M］.南昌:江西科学技术出版社,2019.

［29］李海鹏.现代外科疾病诊断及处理［M］.北京:科学技术文献出版社,2018.

［30］王志广.普通外科疾病临床诊疗新思维［M］.长春:吉林科学技术出版社,2019.

［31］王荣杰,孙继富.普外科疾病诊断与治疗进展［M］.汕头:汕头大学出版社,2018.

［32］李咸周.骨与脊柱外科疾病处置实践［M］.长春:吉林科学技术出版社,2019.

［33］李文强.现代骨外科手术治疗学［M］.开封:河南大学出版社,2020.

［34］江培朝.外科常见疾病诊断与治疗［M］.北京:科学技术文献出版社,2019.

［35］孙兆义.胸心外科疾病临床诊疗要点［M］.北京:科学技术文献出版社,2018.

［36］王斐,刘荣.智能外科:外科实践模式的变革趋势［J］.第二军医大学学报,2018,39(8):830-833.

［37］陈剑,唐华,叶德川.前列腺增生综合征合并膀胱结石患者采取经尿道手术治疗的临床效果分析［J］.基层医学论坛,2021,25(7):955-956.

［38］楼文晖.外科临床实践和研究中的伦理学问题［J］.中国实用外科杂志,2018,38(9):982-984.

［39］梁春宇,崔成国.尿道结石代谢评估与预防性治疗的临床效果［J］.中国医药指南,2021,19(26):86-87.

［40］曹亚梅,折小兰.普外科患者切口感染的影响因素分析［J］.山西医药杂志,2019,48(12):1456-1458.